呼吸内科常见病诊疗新进展

主编 凌再芹 马晴晴 王 伟 秦静静 朱 慧

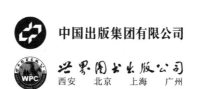

中国出版集团有限公司

世界图书出版公司
西安 北京 上海 广州

图书在版编目（CIP）数据

呼吸内科常见病诊疗新进展/凌再芹等主编.—西
安：世界图书出版西安有限公司，2023.11
ISBN 978-7-5232-0975-2

Ⅰ.①呼… Ⅱ.①凌… Ⅲ.①呼吸系统疾病－常见
病－诊疗 Ⅳ.①R56

中国国家版本馆CIP数据核字（2024）第000717号

书　　名	**呼吸内科常见病诊疗新进展**	
	HUXI NEIKE CHANGJIANBING ZHENLIAO XINJINZHAN	
主　　编	凌再芹　马晴晴　王　伟　秦静静　朱　慧	
责任编辑	岳姝婷	
装帧设计	济南睿诚文化发展有限公司	
出版发行	**世界图书出版西安有限公司**	
地　　址	西安市雁塔区曲江新区汇新路355号	
邮　　编	710061	
电　　话	029-87214941　029-87233647（市场营销部）	
	029-87234767（总编室）	
经　　销	全国各地新华书店	
印　　刷	山东麦德森文化传媒有限公司	
开　　本	787mm×1092mm　1/16	
印　　张	11	
字　　数	215千字	
版次印次	2023年11月第1版　2023年11月第1次印刷	
国际书号	ISBN 978-7-5232-0975-2	
定　　价	128.00元	

编委会

主　编

凌再芹　马晴晴　王　伟　秦静静
朱　慧

副主编

田莉莹　倪为波　邱景伟　龙玉成
方晓慧　贾　斌

编　委（按姓氏笔画排序）

马晴晴（山东省公共卫生临床中心）

王　伟（滨州市第二人民医院）

方晓慧（江山市人民医院）

龙玉成（兴义市人民医院）

田莉莹（青岛市中心医院）

朱　慧（山东省鱼台县人民医院）

刘见平（昌乐齐城中医院）

邱景伟（联勤保障部队第九八三医院）

秦静静（青州市人民医院）

贾　斌（新疆医科大学第一附属医院）

倪为波（河北省胸科医院）

凌再芹（山东省公共卫生临床中心）

前 言
Foreword

　　呼吸系统疾病是危害我国人民健康的常见病、多发病。近年来,现代装饰材料的出现和更新,室内装饰材料、涂料的广泛使用,极易诱发呼吸系统疾病,尤其是哮喘的发生;更应该引起重视的是,由大气污染、吸烟、人口老龄化及其他因素,导致的肺癌、肺部弥散性间质纤维化,以及肺部感染等疾病的发病率在持续上升。因此,提高人民群众的健康保护意识和医务人员对呼吸系统疾病的防治水平仍然是当前的重要任务。为了提高呼吸系统疾病的诊断率与治愈率,适应目前临床医疗工作的需要,我们特组织一批专家,在总结临床实践经验的基础上结合相关文献编写了《呼吸内科常见病诊疗新进展》一书。

　　本书紧密贴合临床实际,仅简要介绍了呼吸系统的解剖学与生理学及呼吸系统疾病的常见症状,而重点讲解了呼吸系统常见的感染性疾病、弥漫性肺部疾病、纵隔疾病等内容,并针对疾病的病因病机、临床表现、实验室检查、诊断与鉴别诊断及治疗与预后等方面进行了细致阐述。本书内容精炼、逻辑清晰,注重科学性与规范性的统一,实现了理论与实践、局部与系统的高度结合,能够很好地提高呼吸内科临床工作者的专业理论水平和临床实践能力,可作为临床医师和在校学生的参考资料,具有很强的临床实用性。

临床呼吸系统疾病的诊断技术与治疗方法日新月异，尽管编者广泛查阅了相关文献资料，但由于学识和专业水平有限，仍不能全面反映出当下呼吸病学领域的最新理念，存在不完美之处，希望广大读者予以指正。

《呼吸内科常见病诊疗新进展》编委会

2023 年 4 月

目 录
Contents

第一章

呼吸系统的解剖学与生理学

第一节　呼吸系统的解剖结构

呼吸系统分为上呼吸道和下呼吸道两部分。上呼吸道由鼻、咽和喉组成；下呼吸道包括从气管起直到终末细支气管的整个支气管树。从气管到终末细支气管是气体的传导部分。从呼吸性细支气管到肺泡为气体的交换部分(图 1-1)。

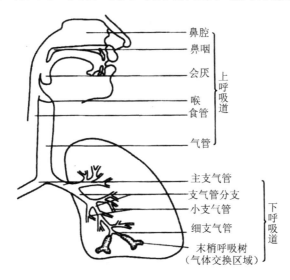

图 1-1　呼吸道示意

一、上呼吸道

鼻腔侧壁有弯曲的鼻甲,鼻腔内有鼻毛,鼻黏膜为纤毛上皮且血液供应丰富,鼻有加温、湿润和过滤吸入空气的作用。鼻咽、咽喉部的淋巴组织有防御作用。吞咽反射使会厌封闭喉口,防止食物进入气道内。喉肌收缩,关闭后鼻孔,避免异物反流至鼻腔内。

二、气管-支气管

气管上端与喉相连,下端与主支气管相接,平均长度 10～12 cm,直径 1.8～2.4 cm。气管前侧壁由12～15 个呈"C"形的软骨环和平滑肌以及富含弹力的结缔组织构成,称为软骨部。气管后壁由含有平滑肌纤维的膜性组织组成,称为膜部。

气管在相当于第 4 胸椎的水平分为左、右主支气管,其间夹角 50°～100°。主支气管的结构与气管相类似,由软骨、平滑肌、纤维和结缔组织构成,但软骨环较小。右主支气管较短而陡直,平均长 1～2.5 cm,内径约 1.5 cm,故异物易进入右支气管。左主支气管细而长,平均 5 cm,内径为 1.1 cm。

从右主支气管的 1～2 cm 处分出有上叶支气管后,向下成为中间支气管,并由此再分出中叶支气管。主支气管的主干伸延下去,即为下叶支气管。在左主支气管 4～5 cm 处分出左上叶支气管。叶支气管再分为段支气管。

三、小气道

直径 2 mm 以下的气道称为小气道,大约相当于第 7 级以下的小支气管和细支气管,其最小直径可达 0.65 mm。小气道具有如下特点。①管壁薄:炎症易波及气道全层及其周围组织。②管腔细:易因分泌物而致阻塞。③软骨缺如:易扭曲、变形和闭合。④纤毛减少或消失,微生物、尘埃等易沉积在黏膜上。⑤总截面积大,气流速度缓慢,以层流为主,有利于吸入气体在肺内的均匀分布。⑥平滑肌相对丰富,在神经体液作用下通过平滑肌的舒缩改变小气道口径,有利于通气/血流比例的调节。

四、气管和支气管黏膜组织

气管和支气管的管壁均由黏膜、黏膜下层和外膜组成。黏膜表面由柱状纤毛上皮细胞和杯状细胞等紧密结合而成,附着于纤维交织形成的基础上。

(一)纤毛柱状上皮

纤毛柱状上皮分布于整个传导气道,每个细胞有纤毛 300 余根。长为6～10 μm,纤毛每秒钟向前摆动 1 000～1 500 次,推动黏液层向上运动。具有清除异物的重要功能。

（二）黏液细胞

黏液细胞夹杂在纤毛柱状上皮细胞之间，其数目随支气管分级增加而逐步减少。整个传导气道平均每 1 mm² 面积内有 6 800 个黏液细胞，包括杯状细胞和浆液细胞。

（三）基底细胞

基底细胞为锥形或多角形，位于上皮基膜上。基底细胞分化能力强，能分化为纤毛柱状上皮细胞和杯状细胞。

（四）K 细胞

K 细胞又称嗜银细胞，存在于气管和各级支气管。K 细胞能分泌 5-羟色胺、儿茶酚胺等，参与肺循环及支气管平滑肌张力的调节。其本身也是一种化学感受器。

（五）Clara 细胞

Clara 细胞为无纤毛分泌细胞，分布在细支气管以下。Clara 细胞能合成、分泌蛋白质，与 Ⅱ 型肺泡细胞分泌的脂质共同组成表面活性物质，在应变中可以转化为纤毛细胞和杯状细胞。

（六）神经上皮小体

神经上皮小体为具有内分泌功能的神经感受器，从气管到肺泡均有神经小体存在，以细支气管分叉处最多见。细胞内含有 5-羟色胺等物质，具有调节支气管和肺血管口径的作用。

外膜由软骨环和肌纤维组织构成。软骨的缺口由肌纤维束和结缔组织填充连接，构成气管的膜壁，在膜壁间的平滑肌束多呈横行排列。平滑肌收缩可使气管管径变小。软骨在细支气管逐渐消失，到细支气管仅有单层纤毛上皮。外膜内还有血管、淋巴管和脂肪细胞等，并在接近肺泡的过程中逐渐变薄。

五、肺叶、肺段及肺泡

肺脏位于胸膜腔中，上端称肺尖，下端为肺底。肺底与膈肌上部的膈胸膜相连。肺内侧称纵隔面，与纵隔相依附。肺门是支气管、肺动脉、肺静脉、神经和淋巴管进出的通道。

（一）肺叶和肺段

脏层胸膜斜裂深入组织，将左肺分为上、下两叶，右肺另有水平裂将之分为上、中、下 3 叶。肺段分布完全根据支气管分支,故右肺有 3 叶 10 个肺段,左肺共有 2 叶 8 个肺段。肺段与肺段间有侧支通道。

(二)终末呼吸单位

终末呼吸单位为终末细支气管以下的单位。每一终末呼吸单位内含两根呼吸性细支气管,再分级 3 次,最后形成肺泡管、肺泡囊和肺泡。呼吸性细支气管表面的纤毛立方形细胞,渐变成纤毛消失的扁平细胞。肺泡管由平滑肌细微肌纤维-弹力纤维网络组成,是许多肺泡的共同通道。数个肺泡共同形成肺泡囊,与肺泡管有相同的结构和功能。终末呼吸单位是进行气体交换的唯一场所。

(三)肺泡

肺泡为多面型薄壁囊泡,平均内径 250 μm。肺泡内面衬有肺泡上皮细胞,壁内有丰富的毛细管网及弹力纤维、胶原纤维、网状纤维。网眼内有巨噬细胞、成纤维细胞。成人肺泡总数平均 3 亿个(2 亿～6 亿个之间),表面积可达 100 m^2。在相邻肺泡间有肺泡孔相沟通。远端细支气管与邻近肺泡之间尚有上皮细胞覆盖细支气管-肺泡交通支(Lambert 管道),两者均起侧支通气的作用。

肺泡腔表面积的 95% 由 I 型肺泡细胞覆盖。I 型肺泡细胞为扁平形,胞质薄而宽,成为血气屏障的主要成分。I 型肺泡细胞间的连接为绝对不可渗型,限制肺泡间质中的液体和蛋白样物质渗入肺泡腔,也防止肺泡腔内的物质进入间质内。I 型肺泡细胞无分裂增生能力,损伤后须由 II 型肺泡细胞的分裂、增殖来补充。II 型肺泡细胞为卵圆形,与 I 型肺泡细胞位于同一基底膜层之上。I 型肺泡细胞有较强的分泌代谢活动,板层小体内含有磷脂、蛋白质、黏多糖,成熟后释入肺泡腔内,成为肺泡表面活性物质。II 型肺泡细胞为 I 型肺泡细胞的后备细胞,当 I 型肺泡细胞损伤脱落时,由 II 型细胞转化成 I 型肺泡细胞。但 II 型肺泡细胞在分化过程中,其胞膜较正常微厚,在一定程度上降低了气体的弥散能力。

肺巨噬细胞是游走吞噬性细胞,细胞外有足突,胞质内含吞噬溶酶体,起肺泡内防御的主要作用,可释放多种细胞因子,参与多种炎症反应。在特殊环境可释放出纤维连接蛋白,趋化成纤维细胞,起组织增生纤维化的作用。

六、肺的血液循环

肺有双重血液供应。肺循环的动、静脉为气体交换的功能血管,体循环的支气管动、静脉是气道和胸膜的营养血管。

(一)肺循环

肺动脉起于右心室动脉圆锥并分为左、右两支,在相应肺门受到纤维鞘的包裹,再与支气管平行分支。到达终末细支气管水平,肺动脉成直角穿透纤维鞘,进入肺小叶即成肺小动脉。在呼吸性细支气管和肺泡囊壁层分出极多分支,构成毛细血管网。每个肺泡包绕长度 $9\sim13~\mu m$ 的毛细血管段。毛细血管壁有外膜细胞,内皮亦有肌纤丝分布,故能控制和调节毛细血管内血流量。肺静脉起自毛细血管网的远端,在肺小叶间隔中引流,不伴随肺动脉,最后汇集于肺门左右两侧的肺静脉,并分别组成上、下静脉干,注入左心房。

肺循环的特点为压力低[$2.9/1.1~kPa$($22/8~mmHg$)]、血流量大(等于心排血量)。毛细血管的平均长度能适应红细胞接触肺泡气达1秒,使氧气(O_2)的摄取和二氧化碳(CO_2)的离解达到平衡。

(二)支气管动脉和静脉

右支气管动脉始于右第3肋间动脉、右锁骨下或乳内动脉;左支气管动脉常直接从胸主动脉分出。支气管动脉进入肺内,与其周围结缔组织相连接,其分支与支气管外膜吻合成支气管周围的动脉丛,到达终末细支气管后,构成毛细血管丛。

呼吸性细支气管水平静脉丛与肺小动脉丛相连接,进入肺静脉,支气管壁和邻近组织的静脉丛连合成为支气管肺静脉,亦流向肺静脉进入左心房;来自气管、叶、段支气管壁的静脉丛,成为支气管静脉,回流至右心房。

在肺动、静脉与支气管动、静脉两种循环系统间有潜在交通支,使肺循环和支气管循环间的血流量保持平衡。主要有支气管动脉与肺动脉交通支、支气管静脉与肺静脉交通支和肺动静脉交通支。在支气管动脉阻塞时可以通过交通支代偿,防止肺组织缺血。在肺动脉高压时,亦可通过交通支降低右心压力。

七、肺的淋巴引流

肺内有丰富的淋巴组织,可分为淋巴管丛和淋巴样组织结构。肺泡旁淋巴管使大多数肺泡有直接的淋巴引流,对于颗粒的清除、感染的播散和肿瘤的转移有重要作用。肺淋巴管内有单向瓣膜,使淋巴液向肺门淋巴结引流。

八、肺的神经分布

肺脏的神经有内脏运动和感觉两类神经支配。主要来自迷走神经和 $T_{2\sim4}$

交感神经节的纤维。内脏运动神经主要分布于支气管的腺体、平滑肌及肺血管的平滑肌,调节支气管腺体的分泌、平滑肌的舒缩及肺血管的血流量。神经纤维在肺门处形成肺丛,随支气管和肺血管分支入肺、支气管分支逐渐变细,神经纤维亦相应减少,末梢神经消失于细支气管平滑肌、肺泡管、肺泡囊和毛细血管壁。内脏感觉神经末梢分布于气管、支气管黏膜上皮、血管外膜和脏层胸膜,接受传入感觉冲动,通过迷走神经至呼吸中枢,控制呼吸运动。

九、胸膜和胸膜腔

胸膜被覆于肺表面及胸廓内面,覆盖于肺表面的称为脏层胸膜,衬于胸廓内面的称为壁层胸膜。脏、壁层胸膜在肺根部相应的组织结构上反折汇合成封闭式胸腔,两层胸膜间密闭腔隙称为胸膜腔。胸膜腔左右独立,腔内含有少量浆液,起润滑胸膜的作用。两层胸膜在肺根部还融合成一片向下的肺韧带,固定着肺脏。生理情况下,胸腔内压为负压。壁层胸膜接受体循环毛细血管的血供,脏层胸膜接受支气管动脉和肺循环的双重供应,大面积的毛细血管网使脏层胸膜维持于低压状态,有利于吸收胸液。壁层胸膜的肋面及膈胸膜面有感觉神经末梢,刺激末梢神经将在相关部位出现痛感。膈中央部分由膈神经支配,刺激后疼痛感可放射到同侧的肩部或上腹部。脏层胸膜无痛觉神经分布。

第二节 呼吸运动与呼吸动力

呼吸运动是人体借助呼吸肌的收缩和松弛、肋骨的活动、膈肌的升降、肺组织的弹性、胸廓的重力作用使胸廓和肺的容积发生变化,完成通气任务。正常人的呼吸运动可以是不随意的,例如,静息状态下的呼吸;它也可以是随意的,例如,歌唱时的呼吸。所谓呼吸动力是从物理力学观点说明呼吸运动的过程。

一、呼吸压力

人体肺脏犹如一个有弹性的囊袋,密封于胸廓腔内,两者间的空隙叫胸膜腔。呼吸肌收缩和松弛能改变胸廓容量,产生胸廓内、肺泡内和呼吸道内压力的变化,成为呼吸运动的动力(图1-2)。

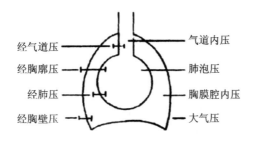

图 1-2 呼吸压力示意

(一)胸内压(或称胸膜腔内压)

胸膜腔内压是胸廓向外扩张,肺组织弹性向内回缩,两者作用于胸膜腔所产生的负压,也是促使静脉血回流入胸腔的动力。在平静呼吸周期中,胸膜腔内压始终呈负相变化,范围在 $-0.49\sim-1.47$ kPa($-5\sim-15$ cmH$_2$O)。在平静呼气末、吸气前,当呼吸停顿的一瞬间,这两个相反方向的力量处于平衡位置。因此从动力学观点,此时的肺容量即功能残气量(FRC),它反映胸廓与肺组织的弹性情况。肺弹性减退时(如肺气肿)功能残气量就增加。肺水肿、肺间质纤维化、间质性肺炎时,肺弹性回缩力增加,故功能残气量减少。

(二)肺泡压(或称肺内压)

胸膜腔内压与肺脏向内收缩压的差数产生肺泡压。平静呼吸时,肺内压波动范围在 $-0.49\sim+0.49$ kPa($-5\sim+5$ cmH$_2$O)之间。吸气时,胸膜腔内的负压增加,而弹性收缩保持稳定,故肺泡内负压相应增加,产生口腔-肺泡压力差,使空气从口鼻流向肺泡。呼气时,吸气肌松弛,胸廓回缩复位,胸腔内负压减少;当低于肺弹性收缩力时,肺泡内压力转为正压(大于大气压),于是肺泡气排出体外。肺泡压力也作用于肺泡周围的毛细血管,正压挤压,负压扩张,使循环血流阻力也随之有所变化。

(三)气道内压

大气压与肺泡内压的压力差,称为气道内压。吸气时,肺泡内压为负值,气道内压力从口鼻腔向肺泡递减;至吸气末,肺泡内压与大气压平衡时,气道内压等于大气压。呼气时,肺泡压转为正压,气道内压力从肺泡向口鼻腔的大气压递减;当平静呼吸终了时,肺泡压,气道内压与大气压达到平衡。

(四)经气道压

经气道压是使呼吸道扩张或压缩的压力,取决于气道内压和胸膜腔内压的压差,也就是指气道壁内外的压力差。临床上采取措施,增加呼气阻力,提高气道内压,减少小气道内外压力差,以防止小气道闭陷,保持呼气通畅。

(五)经胸廓压

经胸廓压是扩张和压缩胸壁和肺脏的总压力,相当于肺泡压与胸廓外大气压的差数。当肺泡压大于大气压时,胸廓扩大;反之,则缩小。机械通气时,经胸廓压是间歇正压或负压通气的动力。

(六)经肺压

经肺压是肺脏扩张或收缩的压力,相当于肺泡内压与胸膜腔内压的差数。吸气时,胸腔内的负压增加,当超过肺泡内压时,肺脏扩张;呼气时,胸膜腔内压的负压减少,肺脏收缩。在正常呼吸周期中由于经肺压在肺脏的各部分变化不一致,导致吸气后的气体在肺脏分布不匀。

(七)经胸壁压

经胸壁压是扩张或压缩胸壁的压力,它相当于胸膜腔内压与胸壁外大气压的差数。铁肺呼吸器就是利用经胸壁压的变化,作为机械呼吸的动力。

二、呼吸运动的阻力

呼吸压力的变化说明呼吸运动存在阻力。组成的阻力就是呼吸器官的弹性阻力和呼吸道气流摩擦为主的非弹性阻力。

(一)呼吸器官的弹性阻力

1.呼吸器官的压力和容量

正常人从呼吸流量计吸入或呼出空气,而后让胸廓松弛,描记其气道压力,而得到的压力和容量曲线。在功能残气位(FRC)时,肺脏和胸廓的松弛压力相当于大气压(等于零),也就是说 FRC 时肺脏的弹性回缩力平衡了胸廓向外的扩张力。超越 FRC 时,压力是正的;少于 FRC 时,压力低于大气压。由此可知,肺脏的弹性回缩力的方向总是向内,始终是吸气的阻力,但有助于呼气;而胸廓的弹性则是双向,小于肺 76% 时帮助吸气,>76% 时,有利于呼气。在生理条件下,肺脏被包围于胸廓中,并紧贴在胸廓内,胸肺的弹性回缩力相互牵制,产生胸内负压。静息呼气末,吸气肌完全松弛,两个反方向力量处于平衡,这时的肺容量称为功能残气量(FRC)。当肺组织回缩力减退时,FRC 增加;反之,则减少。吸气肌用最大收缩力扩张胸廓,抵消肺脏回缩力后的肺容量称为肺总量(TLC)。呼气肌最大收缩,压缩胸廓,加上肺脏本身弹性回缩力的肺容量为残气容积

（RV）。所以，肺总量、功能残气量和残气容积都是呼吸肌、胸廓、肺脏弹性力量三者综合作用后的肺容量。肺活量（VC）则是肺总量与残气容积的差值，也是反映呼吸动力的指标之一。

当肺弹性回缩力减退时，FRC 增加；当静息呼气基线上移时，肺容量愈接近肺总量 76%，吸入的潮气量，愈容易超过肺总量 76%，而超过后增加时的肺容量、胸肺回缩力都成为呼气肌必须克服的阻力，因此通气潜力就相应减少了。

2. 顺应性与弹性回缩力

顺应性也称应变性，是一个物理学的概念，是弹性物体的共同属性，是单位压力改变时所引起的容积改变。呼吸系统顺应性（C）的测定，通常包括肺顺应性（C_L）、胸壁顺应性（C_{cw}）和总顺应性（C_{RS}）的测定。

胸廓和肺脏的弹性，若用顺应性来表示，即是单位压力作用下的胸廓或肺脏容量的改变。

$$组织顺应性（C_L）= \frac{肺容积改变（\Delta V）}{经肺压}$$

$$胸壁顺行性（C_{cw}）= \frac{肺容积改变（\Delta V）}{经胸壁压}$$

$$呼吸器官总顺应性（C_{RS}）= \frac{肺容积改变（\Delta V）}{经肺压 + 经胸壁压}$$

$$\therefore \frac{1}{C_{RS}} = \frac{1}{C_L} + \frac{1}{C_{cw}}$$

从上式可知呼吸器官的总顺应性必小于胸壁或肺组织的顺应性。正常人胸壁和肺组织的顺应性很接近，约为 0.02 L/kPa（0.22 L/ cmH$_2$O），呼吸器官的总顺应性约为 0.01 L/kPa（0.11 L/ cmH$_2$O）。在病理情况下，如肺间质纤维化、肺水肿、肺淤血时，肺组织较为坚实，弹性阻力大，顺应性小，此时施用机械通气时必须用较大压力才能使肺容量扩张。

肺顺应性可分为静态顺应性（C_{st}）和动态顺应性（C_{dyn}）两种。前者是指在呼吸周期中，气流暂时阻断时测得的肺顺应性，它相应于肺组织的弹力，动态顺应性是指在呼吸周期中，气流未阻断时所测得的肺顺应性，它受气道阻力的影响。

3. 非弹性阻力

呼吸时产生的压力是用以克服呼吸器官的弹性和非弹性阻力。非弹性阻力包括气流通过呼吸道时的阻力和肺呼吸器官变形时所受到的黏性阻力。非弹性阻力的特点是:它们只存在呼吸运动时并与呼吸运动的速度有关,与容积大小变化无关。在正常呼吸频率时,非弹性阻力所消耗的能量约占总能量的 30%,其中气流阻力占非弹性阻力的 80%~90%。气道阻力是以单位流速所需呼吸道两端压力差表示。呼吸道两端分别为口鼻和肺泡,故呼吸空气时两端压力差为大气压与肺泡压差,以公式表示:

$$气道阻力 = \frac{大气压 - 肺泡压(cmH_2O)}{气流速度(L/s)}$$

健康人平静呼吸时呼吸道阻力在 0.098~0.294 kPa(1~3 cmH_2O)·s/L。呼气阻力稍大于吸气时阻力,分别为 0.124 与 0.120 kPa(1.27 与1.23 cmH_2O)·s/L。影响气道阻力的因素很多,主要是呼吸道内径。气道阻力增加可见于支气管哮喘发作时,它可被支气管扩张剂所缓解;阻塞性肺气肿时,气道阻力也增加,但它不受支气管扩张剂的影响。

在机械通气时,应注意气道阻力。阻力高者,应适当延长吸气时间,减低流速。

气道阻力测定不受主观意志的影响,因此可用通气功能检查(例如用力呼气流速和最大通气量)减低来了解是否由于气道阻力增加或其他原因引起。

三、呼吸功

呼吸功是指空气进出呼吸道时,用以克服肺、胸壁和腹腔内脏器官的阻力而消耗的能量。换言之,呼吸肌的活动是用来克服弹性和非弹性阻力来完成呼吸运动。在平静呼吸时,呼吸肌所做的功基本用于吸气上。呼吸功增加说明呼吸器官存在病理上的缺陷,客观上表现为呼吸困难或呼吸费力。

在正常情况下,平静呼吸的功约为 0.6 kg/(m·min),最大呼吸功可达 10 kg/(m·min)。正常人体总的氧耗量为 200~300 mL/min,呼吸器官的氧耗量为 0.3~1.8 mL/升通气量,占总氧耗量 5% 以下。当每分通气量从正常 5 L/min,增加到 7 L/min 时,呼吸器官的氧耗量占总氧耗量 30%。因此,当肺弹性阻力增加(例如肺纤维化)时,呼吸变为快而浅,用以克服弹性阻力增加而消耗的功;反之,当呼吸道阻力增加时(例如支气管哮喘),呼吸变为深而慢,用以减少因阻力增加而消耗的功。施行机械呼吸时,当患者的呼吸肌完全松弛时,呼吸器使用的潮气量和吸气压力的乘积就是自发呼吸所做的功。

第三节 肺 循 环

一、肺血管

肺由双重循环系统供应血液,一为肺循环,全身回心的静脉血均流经肺循环,在肺内进行气体交换。肺循环由肺动脉干及其分支、毛细血管和肺静脉所组成。肺循环的血管具有管壁薄、长度短、口径粗等特点。由于肺循环只供应肺组织血液,<0.1 mm 的动脉无平滑肌,肺循环是一个低阻、低压的系统。肺动脉开始与支气管伴行,到小叶中心的终末细支气管以后则沿肺泡壁组成毛细血管床。另一个为支气管循环,包括支气管动脉和静脉,是肺、气道和胸膜的营养血管。肺循环与支气管循环之间通过动脉-动脉和静脉-静脉吻合支互相交通,因此当肺动脉分支阻塞时,其所支配的区域则可由支气管动脉供血。

(一)肺循环系统

1.肺动脉

起自右心室圆锥部,肺动脉干随后分为左右肺动脉。右肺动脉在右上叶支气管的前下方行进,而左肺动脉则在左上叶支气管的上方。当右肺动脉分出肺动脉前干时,左肺动脉分出上叶动脉后即称右、左中间动脉。肺动脉与支气管相对应逐渐分支,直到终末小动脉为终端动脉,分为肺毛细血管在肺泡间隔内形成毛细血管网。

2.毛细血管

肺泡间隔内毛细血管网由两部分所组成:①流入毛细血管,其直径约 40 μm,在动脉和静脉之间形成粗网。②毛细血管网,直径约 10 μm,在肺泡周围形成细网,当每分钟心排血量增加时,该血管网容纳增加的循环量。

肺泡的毛细血管网是全身最密的,且多吻合支与静动脉短路。毛细血管间的距离甚近,常小于毛细血管本身。肺毛细血管内的血容量为 60~80 mL,由于肺泡的面积有 70 m² ,肺毛细血管内的血流是极薄的,这有利于气体的交换。在肺循环血量下降,肺毛细血管灌注不足时,通过自主神经反射引起肺毛细血管后括约肌的收缩,有利于肺毛细血管的充盈。

3.肺静脉

最小的肺静脉血管从肺泡管的远端起,为毛细血管后支,再会合成小叶间静脉,直径为 $20\sim30~\mu m$。最后逐渐汇合在肺门部。两侧上、下静脉干各以两支肺静脉注入左房。

(二)支气管循环

1.支气管动脉

一般从胸主动脉腹侧相当于气管分叉部位分出,支气管动脉在支气管周围的结缔组织中伴随支气管而不断分支,直到终末细支气管远端。

2.支气管动脉丛

支气管动脉在支气管壁外膜组织中形成动脉丛,并由此分出分支穿透肌层进入黏膜下层,再分支形成细的毛细血管丛,以营养黏膜。

3.支气管静脉

支气管静脉分深、浅两种。深支气管静脉起源于肺内的细支气管、肺泡管的毛细血管网,并同肺静脉相吻合,最后注入肺静脉或左心房。右侧支气管静脉注入奇静脉,左侧支气管静脉通常注入副奇静脉或左最上肋间静脉。来自支气管动脉的血液只有一部分经由支气管静脉流入体循环的静脉而进入右心房。另一部分则经由肺静脉入左心房。终末小动脉之间不相交通,但可能与肺静脉间有相当大的交通支。正常时,通过肺毛细血管血压的侧支分流,也就是不通过气体交换的血流量一般很小。当肺纤维化、支气管扩张等疾病时,肺动脉和静脉之间的毛细血管前交通支和支气管、肺动脉间的交通支较正常时明显增多。在肝肺综合征时,上述交通支也明显增多。支气管扩张时,由于扩张的支气管动脉受体循环支配而压力高,一旦咯血常常量大且严重。

(三)肺毛细血管网和终末肺单位

终末肺单位包括由呼吸细支气管分出的肺泡管和肺泡。在功能上,终末肺单位与毛细血管网紧密相邻,氧分子由气相弥散入血循环,CO_2 分子由血循环中透入气相就在终末肺单位中进行。理论上,气血屏障病理学结构上的增厚影响气体分子的弥散虽有可能,但是事实上临床上表现的肺泡-毛细血管弥散障碍乃是因毛细血管血流量灌注和通气的不均衡的结果。

肺血管内膜表面的内皮细胞与血液接触,具有多种重要的生理功能,如物质交换,抗凝促凝作用,抗血栓形成等。又通过代谢、转运和分泌体液因子在维持内环境稳定中起着重要作用。内皮细胞通过产生和释放内皮依赖性因子参与血管平滑肌舒缩活动的调节,分泌促进平滑肌细胞增殖的物质使血管结构发生变化。肺血管内皮细胞的损伤在缺氧性和原发性肺动脉高压、急性呼吸窘迫综合征等疾病的发生、发展有着重要的作用。

二、肺循环的功能特点

(一)肺血容量与分布

在成人,肺血容量为 $204\sim314$(271) mL/m^2,约为体循环的 10%。在静态下,毛细血管床含量 $60\sim100$ mL,运动时可增至 250 mL。肺血流量的分布,受重力、胸膜腔内压与肺容积等因素的影响。立位时,因重力关系,肺尖部和肺底部血流量有差异,分别为 0.6 L/min 和 3.4 L/min,相差约 5 倍。平卧位时,这种差异则不存在。运动时,无论上肺部或下肺部,血流量均增大,局部差异减小。胸膜腔内压和肺容积的改变,亦可影响肺血流量。吸气时,由于胸内负压增大,较大的肺动脉和肺静脉均扩张,而在呼气时,胸内负压减少,两者均缩小,毛细血管与肺泡组织密切接触。在吸气时,由于肺泡增大,可以受到压缩,导致血管内阻力增加,血量减少。由于同时发生的较大动脉在吸气时的扩张和肺泡表面张力的限制作用,在一定程度上,毛细血管血流受限较小。

(二)双重血源

如前所述,肺脏具有肺动脉和支气管动脉双重血源。支气管动脉分支分布于终末细支气管以上各级支气管、淋巴组织和脏层胸膜。在终末细支气管末端,分出毛细血管网,与位于呼吸性支气管周围的、由肺动脉灌注的肺泡毛细血管相结合。支气管动脉血量,虽仅为心排血量的 $1\%\sim2\%$,但肺脏的双重血源,有重要的生理意义。两者可以相互调节、相互补充,支气管树亦可以由肺动脉循环而保持完整。

(三)气体交换

肺血液循环,在结构上,保证了非常有效的气体交换的进行。在终末肺单元,亿万毛细血管紧密地依附在肺泡周围。为了满足充分氧化的生理需要,静脉血流经仅容一个红细胞通过的纤细的毛细血管,扩散到面积达 $70\ m^2$ 的广阔区域内,在 0.75 秒的流经时间内,气体交换在短短 0.3 秒中即可达到平衡。

(四)低压、低阻

平静呼吸时,肺动脉压约为 3.1/1.1 kPa(23/8 mmHg),为体循环压力的1/6。在运动过程中,因肺血管阻力低,扩张能力强,即使在心排血量急剧增加的情况下,肺循环压力一般并不明显增高。肺循环阻力远较大循环阻力低。从毛细血管末端到左房的压力下降的梯度仅为 0.1 kPa(1 mmHg),说明肺静脉系统阻力也很小。

(五)非呼吸功能

肺循环的主要功能是输送血液完成气体交换,除气体交换外,还具有其他功能。

(1)滤过功能:肺毛细血管可以滤过悬浮在回心静脉血内的癌细胞或其他微粒,而使脑、肾等重要器官免受损伤。肺脏尚可滞留血中白细胞。

(2)代谢功能:肺脏可以合成、储存、释放、激活或灭活多种具有生物活性的化学物质。这些过程大部分在肺血管内皮内或在肺血管内皮上进行,一氧化氮、内皮素、胺类、前列腺素类、血管紧张素转换酶等是其中较为重要的活性物质。

(3)贮血功能:通过肺内毛细血管的开张和扩张,在肺内血量增加、血压增高的过程中,肺血管阻力不增高或增高甚微。这种情况可见于激烈运动时,或由立位转换为平卧位,血液从肢体灌流入肺。因此,除脾脏外,肺脏也具有贮血功能。

(六)液体转运

正常情况下,肺内液体不断逸出、不断引流,保持着动态平衡。病理状态下,特别是在毛细血管流体静水压增加,或毛细血管内皮细胞通透性增高的情况下,肺内液体的逸出和引流的动态平衡遭到破坏,在临床上出现肺水肿。影响液体转运有关的各种因素如下。

(1)毛细血管内皮细胞通透性:诸如内皮细胞间裂隙、吞饮小泡等。液体可以通过这些裂隙或吞饮小泡而外溢,亦可直接通过细胞膜而渗出。在病理状态下,例如在缺氧、吸入高浓度氧或有毒气体时,内皮细胞质突起可以回缩,裂隙因而扩大,或由于血液容量增加,毛细血管内流体静水压增高,裂隙也可以扩大。这些均可导致毛细血管内皮的通透性增高。

(2)毛细血管流体静水压和胶体渗透压:在正常情况下,毛细血管流体静水压约为 12.14 kPa(130 cmH_2O),胶体渗透压约为 31.75 kPa(324 cmH_2O)。

(3)间质流体静水压和胶体渗透压:间质流体静水压为负压,为 $-3.82 \sim -6.47$ kPa($-39 \sim -66$ cmH_2O)。因此毛细血管的透壁压为[12.14-(-3.82$\sim$-6.47)] kPa 或16.96$\sim$18.61 kPa。间质的胶体渗透压约 24.3 kPa(248 cmH_2O),较血液渗透压为低。

(4)淋巴引流:淋巴循环分布于胸膜表面和支气管-血管周围,最后流向肺门。位于肺泡附近的淋巴组织称"邻近肺泡淋巴管"。后者可以抽吸附近的间质积液,转送到深层淋巴循环。

肺水肿发生机制主要有 4 个方面:①肺毛细血管内皮细胞通透性增强;②肺毛细血管流体静水压增高;③肺毛细血管胶体渗透压降低;④肺淋巴引流障碍。

4 种因素中,任何一种发生障碍,均可导致间质水肿或肺泡水肿。

通过内皮细胞的液体流量(Qv)可用 Starling 方程式来表示。

$$Qv = kf(P_{mv} - P_{pmv}) - Jpd(\pi mv - \pi pmc)$$

Qv:单位时间内滤过的液体容量,即液体净流入。

kf:过滤系数。

P_{mv}:肺毛细血管内的静水压。

P_{pmv}:毛细血管周围的静水压力。

J_{pd}:血浆蛋白的渗透反射系数,此外为毛细血管膜对蛋白的渗透指数。

πmv:血浆所产生的胶体渗透压。

πpmc:间质液体所产生的胶体渗透压。

如同方程式所示,液体净流入(Qv)为跨膜净水压(P),跨膜胶体压差(π)和过滤系数的相互作用所决定,而过滤系数则与滤过膜的多孔性及其表面有关(kf)。正常情况下,跨膜静水压和胶体压之间的关系如下:任何流进肺间质的液体都由淋巴管来处理。但是当膜过滤系数改变之后,膜的漏出增加,而淋巴管的"排泄"功能不能及时处理漏出液时,则可发生原发性肺水肿。而当跨膜胶体压(π)或静水压(P)改变后,以致使大量液体从肺毛细血管和小静脉流向肺间质时,可产生继发性肺水肿。通常原发性和继发性肺水肿常混合在一起。

(七)肺的水平衡

在肺泡约 0.5 μm 的薄层将肺毛细血管的血液与肺泡气体隔开,使肺泡不被液体充满,这对正常气体交换很重要。根据 Starling 定律的计算,在肺内液体是从毛细血管流向间质,在正常成人大约每小时20 mL,这些肺泡周围间质内的液体去向通常是经血管周围和支气管周围的淋巴被送到肺门淋巴结,病理情况下则积聚为间质肺水肿,进而穿过肺泡上皮进入肺泡。

任何原因,凡能使将液体排出到肺毛细血管外的力增加,或将液体"吸入"到肺毛细血管内的力减少,均可促使液体进入间质和肺泡,进一步则发展为肺水肿。如过量输液、左心衰竭时肺静脉压增加、先天性心脏病患者肺血流量过高、气管切开患者吸痰时负压过大(使肺泡压下降)均可导致肺水肿。此外,血浆蛋白下降、肺毛细血管通透性增加(感染因素、胃内容物误吸、氧中毒、呼吸窘迫综合征等)均是肺水肿的原因。近来的研究表明,肺表面活性物质减少也是导致肺水肿的一个重要因素。

运动或体力劳动时,肺循环(包括肺毛细血管)压力增加,将液体"吸入"肺毛细血管内的力将减少,在心功能本已不正常的患者,易导致肺水肿。临床上中枢神经系统病变如颅脑损伤、脑水肿等亦可产生急性肺水肿,可能是脑缺氧使交感神经中枢活动亢进,反射性地造成肺小静脉痉挛的结果。

三、肺循环的压力

(一)血管内压力

肺循环压力甚低,正常人肺动脉平均压力仅 2.0 kPa(15 mmHg),而主动脉的平均压力为 13.3 kPa(100 mmHg),后者比前者高 6 倍,但左、右房的压力差别并不大,分别为 0.3 kPa 与 0.7 kPa(2 mmHg 与 5 mmHg)。据此,肺循环的驱动压力为 1.3 kPa(10 mmHg),体循环的驱动压力为 13.0 kPa(98 mmHg)。

肺循环的低压是由其功能决定的。从减轻右心负担角度言,肺动脉压只要能克服重力,将血液推向肺的不同部位(包括肺尖),即可满足气体交换的要求。

(二)跨壁压力

跨壁压力即血管周围的压差,与体循环不同,肺循环受血管周围压力影响甚大。肺毛细血管被气体所包围,易受肺泡压的影响而被压缩。正压呼吸对循环系统的影响之一,就是由于跨壁压力增大,影响了肺循环血流之故。

(三)肺动脉高压

在吸入低浓度氧时肺动脉压增高,当动脉氧饱和度降至 77% 时,肺动脉压增加 0.7 kPa(5 mmHg),但血流增加较少,表明同时肺血管阻力增加。肺组织局部缺氧时有上述同样表现,其临床意义在于将血液引离缺氧的局部,以减少V/Q比例失调的程度。此外肺血量增加(如室间隔缺损)、肺换气总面积减少(因肺气肿破坏)、肺循环阻力加大(如肺小动脉栓塞)和呼吸性酸中毒时均可使肺动脉压增高。较严重的肺动脉高压,对右心是重大负担,可引起心力衰竭,慢性的长时间的肺动脉高压,可形成慢性肺源性心脏病(肺心病)。

四、肺血流的分布特点

(一)肺血流的分布

肺血管有较大的扩张性,重力作用对肺各部血流有明显影响,肺不同部位的血流量,几乎与其高度成直线关系,越向上流量越小,肺尖与肺底的距离有

30 cm,其压差可有 2.84 kPa(29 cmH$_2$O),即相当3.1 kPa(23 mmHg),与肺动脉压数值甚接近。肺各部位的血流量,决定于肺动脉压和肺静脉压的关系,直立位在肺的上、中、下三带和底部,有 4 种不同情况。

1.第一区(上带)

从肺尖到向下约 4 cm 处,肺泡压大于肺动脉压,无血流通过肺泡,形成无效腔样呼吸。正常人此区范围较小或不存在,但当肺动脉压下降(如休克)或肺泡压增加(如机械通气时正压通气)时,此区范围可能扩大。

2.第二区(中带)

此区肺动脉压大于肺泡压,但肺静脉压仍低于肺泡压,此处的肺血流量决定于肺动脉与肺泡的压力差(而不是通常的动静脉压差),随着位置的下移,肺动脉压增加,肺泡压基本不变,开放的肺毛细血管增多,肺血流量也加大。

3.第三区(下带)

此区肺静脉压超过肺泡压,血流量由肺动静脉压差决定,由于血管内压的增加,原来关闭的毛细血管亦将开通,原已开放的毛细血管,因重力作用亦更扩张,肺血流量较中带更大。

4.第四区(底部)

由于间质内重力形成的压力作用,使肺泡外血管受压,血管阻力大,导致此区血流减小。

以上是立位时肺血流分布情况,平卧位时则有所改变,身体靠下的部位血流量将偏多。病理情况下,如肺泡过度膨胀,气体滞留,或应用呼吸机时正压过大,可使大部肺转向二区或一区,使肺血流量明显减少。另一些病理情况,如血管周围间质水肿、左心衰竭、窒息缺氧等可造成肺毛细血管渗漏,由于血管阻力加大,血流减少,可使靠下的肺大都成为四区。

肺血流分布对换气功能有重要影响,肺血流及其分布的主要调节是血管运动性调节,它同时受体液因素和神经反射的影响。区域性肺血流的调节,可能与该区域的某些细胞(如肥大细胞)释放的血管活性物质有关。

(二)影响肺血流分布的因素

1.运动

运动时,肺血流量能从静息时的 5.4 L/min 增至 30~40 L/min。当大量的血液回到右心室时,心室扩张更大,从而增加了心室的收缩力,使心室排出更多的血液。此外,在运动时,原先关闭的肺血管开放,阻力血管口径加大。

2.肺容积

在正常潮气容积范围内,肺血流分布基本上是均匀的。在功能残气容积时,肺底部血流量大于肺尖部。在残气容积时,肺尖部的血流量反而大于肺底部。在肺总量时,肺血流量从第二前肋间向肺底部递增,接近肺底部时又减少。

3.低氧和高碳酸血症

低血氧时,肺血管收缩,通气不良的肺区血流减少,而转向通气良好的肺区。低氧对肺血管平滑肌的收缩作用可能与去极化和钾离子的释放有关。高碳酸血症时,肺血管也收缩,肺血流量减少,这可能与局部 H^+ 浓度的增高有关。

4.神经调节

交感神经兴奋时,肺血管收缩,血流分布减少。副交感神经兴奋时,与之相反。

第二章

呼吸系统疾病的常见症状

第一节　发　　热

正常人的体温受体温中枢调控,并通过神经、体液因素使产热和散热过程呈动态平衡,保持体温在相对恒定的范围内。当机体在致热源作用下或各种原因引起体温调节中枢的功能障碍时,体温升高超出正常范围,称为发热。

一、发生机制

在正常情况下,人体的产热和散热保持动态平衡。由于各种原因导致产热增加或散热减少,则出现发热。多数患者的发热是由于致热源所致,致热源包括外源性和内源性两大类。

(一)外源性致热源

微生物病原体及其产物、炎症渗出物、无菌性坏死组织、抗原抗体复合物等,不能直接作用于体温调节中枢,而是通过激活血液中的中性粒细胞,嗜酸粒细胞和单核、吞噬细胞系统,使其产生并释放内源性致热源,引起发热。

(二)内源性致热源

其又称白细胞致热源,如 IL-1、肿瘤坏死因子(TNF)和干扰素等。

(三)非热源性发热

非热源性发热见于体温调节中枢直接受损,引起产热过多或散热减少疾病等。

二、病因和分类

(一)感染性发热

各种病原体如病毒、细菌、支原体、立克次体、螺旋体、真菌、寄生虫等引起的感染,无论是急性、亚急性或慢性、局部或全身性,均可出现发热。

(二)非感染性发热

主要有以下几类原因。

1.细菌性坏死物质的吸收

(1)机械、物理或化学性损害,如大手术后组织损伤、内出血、大出血、大面积烧伤等。

(2)因血管栓塞或血栓形成而引起心肌、肺等内脏梗死或肢体坏死。

(3)坏死组织与细胞破坏,如癌、白血病、淋巴瘤、溶血反应等。

(4)抗原-抗体反应,如风湿热、血清病、药物热、结缔组织病等。

2.分泌代谢障碍

如甲状腺功能亢进、重度脱水等。

3.皮肤散热减少

如广泛性皮炎、鱼鳞病等,一般为低热。

4.体温调节中枢功能紊乱

(1)物理性:中暑等。

(2)化学性:重度安眠药中毒等。

(3)机械性:脑出血等。

高热无汗是这类发热的特点。

5.自主神经功能紊乱

由于自主神经功能紊乱,影响正常的体温调节过程,使产热大于散热过程,体温升高,多为低热。

三、临床表现

(一)发热的分度

按发热的高低可分为 4 种。低热:37.3～38 ℃;中等度热:38.1～39 ℃;高热:39.1～41 ℃;超高热:41 ℃以上。

(二)发热的临床过程及特点

1.体温上升期

常伴有疲乏无力,肌肉酸、皮肤苍白、畏寒或寒战等现象。体温上升有两种方式。

(1)骤升型:体温在几小时内达 39～40 ℃,常伴有寒战。见于疟疾、大叶性肺炎、败血病、流行性感冒、急性肾盂肾炎、输液或某些药物反应。

(2)缓升型:体温逐渐上升,在数天内达高峰,多不伴寒战。如伤寒、结核病等。

2.高热期

此期是指体温上升达高峰之后保持一定时间,持续时间长短可因不同病因而有差异。如疟疾可持续数小时,大叶性肺炎、流行性感冒可持续数天,伤寒则可为数周。

3.体温下降期

由于病因的消除,致热源的作用逐渐减弱或消失,体温中枢的体温调定点逐渐降至正常水平,产热相对减少,散热大于产热,使体温降至正常水平。此期表现为出汗多,皮肤潮湿。体温下降有两种方式。

(1)骤降:体温于数小时内迅速降至正常,有时略低于正常,常伴有大汗淋漓,常见疟疾、急性肾盂肾炎、大叶性肺炎及输液反应。

(2)渐降:体温在数天内逐渐降至正常,如伤寒、风湿热等。

四、热型及临床意义

(一)稽留热

体温恒定地维持在 39～40 ℃,达数天或数周。24 小时内体温波动范围不超过 1 ℃。常见于大叶性肺炎、斑疹伤寒及伤寒高热期。

(二)弛张热

弛张热又称败血症热型,体温常在 39 ℃以上,波动幅度大,24 小时内波动范围超过 2 ℃,但都在正常水平以上。常见于败血症、风湿热、重度肺结核及化脓性炎症等。

(三)间歇热

体温骤升达高峰后持续数小时,又迅速降至正常水平,无热期(间歇热)可持续1天至数天,如此高热期与无热期反复交替出现。见于疟疾、急性肾盂肾炎等。

（四）波状热

体温逐渐上升达 39 ℃ 或以上，数天后又逐渐下降至正常水平，持续数天后又逐渐升高，如此反复多次。常见于布鲁菌病。

（五）回归热

体温急骤上升至 39 ℃ 以上，持续数天后又骤然下降至正常水平。高热期与无热期各持续若干天后规律交替一次。可见于回归热、霍奇金病等。

（六）不规则热

发热的体温曲线无一定规律，可见于结核病、风湿热、支气管肺炎、渗出性胸膜炎等。

五、伴随症状

发热伴随的症状因病因不同而有所差别，其中寒战、结膜充血、淋巴结肿大、单纯疱疹、肝大、脾大、出血、关节肿痛、皮疹等较为常见，老年患者即使因普通感冒发热也可导致昏迷。因此，对发热的高龄患者要严密观察伴随症状。

六、治疗

（一）物理降温

体温 39 ℃ 以上时应给予物理降温。物理降温 30 分钟后测体温。持续冷敷物理降温者，应保留一侧腋下勿置冰袋，或选择测量肛温，以保证测量体温的准确性。具体方法如下。

1.头部冷敷

用冷毛巾及冰帽放于头部，同时也可将冰袋放于腋窝、腹股沟等血管丰富处。冷敷时需注意防止冻伤，尤其应用冰袋时，要经常更换冷敷部位，冰袋须用干毛巾或干敷料包裹，以防局部冻伤。

2.酒精或温水擦浴

用 30%～50% 酒精擦浴或用 32～34 ℃ 温水擦浴以助蒸发散热。擦浴时，注意保暖，可分部位擦拭，其余部位盖好衣被，防止着凉，加重感冒。如周围循环不良者，应在擦浴过程中，以热水袋置于足底部。

3.冷盐水或温水灌肠

可根据病情遵医嘱给予冷盐水灌肠或温水灌肠。

（二）加强营养和体液的补充

高热患者应给予高热、高蛋白、高维生素、低脂肪易消化的流质或半流质饮食，保证每天总热量不低于 12 552 kJ。鼓励患者多饮水，必要时静脉输液，24 小时进入液体量约 3 000 mL，以防患者脱水，促进毒素和代谢产物的排除。

第二节 胸　痛

一、病因和机制

（一）胸壁疾病

胸壁疾病，如皮下蜂窝织炎、带状疱疹、肋间神经炎、非化脓性肋软骨炎（Tietze 病，第一和第二肋软骨疼痛肿胀）、流行性胸痛、肌炎和皮肌炎、肋骨骨折、强直性脊柱炎、颈椎病、急性白血病、多发性骨髓瘤等，这些疾病累及或刺激了肋间神经和脊髓后根传入神经引起疼痛。

（二）胸腔内脏器疾病

胸腔内脏器疾病主要通过刺激支配心脏和大血管的感觉神经、支配气管、支气管和食管迷走神经感觉纤维引起胸痛，累及胸膜的病变则主要影响壁层胸膜的痛觉神经（来自肋间神经和膈神经）。

1.心血管疾病

心血管疾病包括心绞痛、急性心肌梗死、心肌炎、急性心包炎、肥厚型心肌病、主动脉瘤、夹层动脉瘤、肺栓塞、肺梗死、心脏神经官能症等。

2.呼吸系统疾病

呼吸系统疾病包括胸膜炎、胸膜肿瘤、气胸、血胸、血气胸、肺炎、肺癌等。

3.纵隔疾病

纵隔疾病包括纵隔炎、纵隔气肿、纵隔肿瘤、反流性食管炎、食管裂孔疝、食管癌等。

（三）其他相邻部位疾病

其他相邻部位疾病包括肝脓肿、膈下脓肿、肝癌、脾梗死等。膈肌中央部位的感觉神经由膈神经支配，而外周部位由肋间神经支配，其感觉中枢分别位于

$C_{3,4}$ 和 $T_{7\sim12}$，腹腔脏器的病变刺激或影响膈肌可以引起疼痛，同时疼痛还可放射至肩部或下胸部等部位。

二、诊断和鉴别诊断

要注意询问病史，了解胸痛部位、性质、持续时间、影响因素和伴发症状。

（一）根据胸痛部位鉴别

胸壁疾病引起的疼痛常局限，有明显的压痛点，可伴有红、肿、热。带状疱疹的疼痛沿肋间神经走行，常伴有局部皮肤疼痛和异常敏感。Tietze 病的肋软骨疼痛常侵犯第一、二肋软骨，在胸壁呈单个或多个隆起。食管和纵隔疾病的疼痛主要在胸骨后，食管疾病时胸痛可能与进食有关。夹层动脉瘤破裂引起的疼痛常在胸部中间，可向下放射。胸膜炎的疼痛常发生在腋前线与腋中线附近，与呼吸有关。心绞痛和心肌梗死的疼痛则在胸骨后和心前区，可放射至左肩、左臂内侧，达无名指和小指。肺上沟癌引起的疼痛以肩部为主，可向上肢内部放射。

（二）根据胸痛性质和特征鉴别

1. 根据疼痛发生的时间

急性或突然发生的胸痛常见于急性心肌梗死、肺栓塞、气胸、动脉瘤破裂等。

2. 根据与体位的关系

食管炎引起烧灼痛，饱餐后和仰卧位时加重，服用抗酸药和胃肠动力药后可缓解。而心包炎引起的疼痛，于卧位时加重，坐起或身体前倾时减轻。

3. 根据疼痛的特征

心绞痛为闷痛伴有窒息感，休息或含硝酸甘油可以缓解，而心肌梗死的疼痛则更为剧烈，伴有恐惧和濒死感，同时有大汗、血压下降和休克。肋间神经痛为阵发性灼痛和刺痛。胸膜疼痛常在深呼吸和咳嗽时加重。

4. 根据伴发症状

严重肺炎、肺栓塞、气胸引起的疼痛可伴有呼吸困难。夹层动脉瘤破裂和大块肺栓塞时也可出现血压下降或休克。心包炎、胸膜炎、肺脓肿和肺炎常伴有发热。食管疾病所致胸痛可伴有吞咽困难。肺梗死和肺癌的胸痛可有咯血或痰中带血。带状疱疹发生时，在胸壁出现沿肋间神经分布的成簇水疱，疱疹不越过体表中线。肺上沟癌出现胸肩部疼痛，可伴有霍纳综合征。结核性胸膜炎引起的胸痛可伴有结核中毒症状。

第三节 呼 吸 困 难

一、定义

呼吸困难是一种觉得空气不足、呼吸费力和胸部窒息的主观感觉,或者患者主观感觉需要增加呼吸活动即为呼吸困难。由于呼吸困难只是一种主观感觉,在出现呼吸急促、端坐呼吸、鼻翼翕动、辅助呼吸肌参与、发绀或间歇性呼吸等体征前,检查者不一定能发现,或者需要通过一些检查进行鉴别和证实。

二、分级

呼吸困难严重度的评价,可分为 4 级。①Ⅰ级:在生理活动下无呼吸困难。②Ⅱ级:在重体力活动(如上楼时)出现呼吸困难。③Ⅲ级:在轻体力活动下如平地步行出现呼吸困难。④Ⅳ级:静息时即有呼吸困难。

三、病因和机制

可分为肺外因素、呼吸系统和心血管系统疾病引起的呼吸困难,以后两者更为常见。

(一)肺外因素引起的呼吸困难

肺外因素引起的呼吸困难主要包括缺氧、机体氧耗量增加、贫血、中毒、药物作用、神经精神性因素等,较为常见的有以下几种。

1.氧耗量增加

机体氧耗量增加,如较强的体力活动、发热、甲亢等。

2.急性和慢性贫血

贫血和大量失血、休克可引起红细胞携氧减少,导致血氧含量下降,组织供氧不足,刺激呼吸中枢引起呼吸困难。

3.中毒性呼吸困难

中毒性呼吸困难包括各种原因引起的酸中毒和药物及化学物质中毒。酸中毒主要是通过刺激颈动脉窦和主动脉体化学感受器作用或直接作用于呼吸中枢,引起深大呼吸,增加肺泡通气,比如糖尿病酮症酸中毒时的库斯莫尔呼吸。一些化学毒物可以作用于血红蛋白,使其失去携带氧的能力,造成组织缺氧,引起呼吸困难,比如一氧化碳中毒时形成的碳氧血红蛋白,亚硝酸盐和苯胺中毒时形成的高铁血红蛋白等。氰化物中毒时,氰离子可以与细胞色素氧化酶中的三价铁结合,抑制细胞呼吸功能,导致组织缺氧引起呼吸困难。吗啡类药物、巴比妥类等镇静安眠药物中毒时,可以直接抑制呼吸中枢,使呼吸浅而慢,肺泡通气量减少,造成缺氧和二氧化碳潴留。

4.神经精神性呼吸困难

神经精神性呼吸困难包括颅脑器质性疾病和精神或心理疾病引起的呼吸困难。各种颅脑疾病,如脑血管病、颅脑外伤、脑炎、脑膜炎、脑脓肿和脑肿瘤等,可因颅内压升高影响呼吸中枢,使呼吸中枢兴奋性降低,引起呼吸困难,并常出现呼吸节律异常。身心性疾病包括癔症和神经症,这类患者常可感觉胸闷、气短。高通气综合征是由于通气过度超过生理代谢所需而引起的一组症状,表现呼吸困难、气短、憋气等,不伴有相应的器质性原因,症状的发生与呼吸控制系统异常、自主呼吸调节丧失稳定性有关。

5.其他肺外疾病引起的呼吸困难

(1)空气氧含量下降:在海拔 3 000 m 以上,即使在静息状态下也会出现低氧血症,在海拔 3 500～5 500 m 时,在静息时也可出现中重度低氧血症,在这种情况下,代偿性过度通气也不能满足机体需要,从而出现呼吸困难。

(2)睡眠呼吸暂停综合征:是睡眠中反复出现的呼吸停止,既可因上气道部分阻塞引起,也可因中枢调节异常造成,常伴有打鼾和白天嗜睡,需进行血氧检测和多导睡眠仪诊断。

(二)呼吸系统疾病引起的呼吸困难

1.上气道疾病

如急性喉炎、喉头水肿、白喉、喉癌等,有时甲状腺肿大也会压迫气管。

2.气管疾病

如异物和肿瘤阻塞气道、急慢性支气管炎、支气管哮喘、慢性阻塞性肺疾病(COPD)、重症支气管扩张、弥漫性泛细支气管炎、支气管肺癌、纵隔肿瘤压迫气管等。

3.肺实质疾病

如肺炎、重症肺结核、肺脓肿、肺气肿、肺不张、肺尘埃沉着病、弥漫性肺间质疾病、肺囊性纤维化、急性呼吸窘迫综合征(ARDS)等。

4.胸廓和胸膜疾病

如气胸、大量胸腔积液、广泛胸膜肥厚、间皮细胞瘤、胸廓外伤和严重畸形等。

5.神经肌肉疾病累及呼吸肌或药物引起呼吸肌麻痹

如运动神经元病、吉兰-巴雷综合征、重症肌无力、肌松药引起呼吸肌无力等。

6.膈肌运动障碍

如横膈麻痹、大量腹水、腹腔巨大肿瘤、胃扩张、妊娠晚期等。双侧膈肌麻痹可导致吸气时上腹运动和膈肌运动相反,引起呼吸困难,甚至严重的通气障碍。创伤($C_{3\sim5}$横切伤)和感染(脊髓灰质炎)也可引起吸气时膈肌反向上移。

7.肺血管疾病

如肺动脉高压、肺栓塞、原发性肺动脉闭塞等。较大的肺栓塞可引起反射性支气管痉挛,血栓本身释放 5-羟色胺、缓激肽和组胺等也促使气道收缩,栓塞后肺泡表面活性物质减少,肺顺应性下降,均使肺通气量减少;栓塞部分可形成无效腔样通气,未栓塞部分的肺血流相对增加,导致通气血流比例失调,可引起呼吸困难和低氧血症。原发性肺动脉高压时,心排血量下降、肺通气血流比例失调和每分通气量下降等因素可引起劳力性呼吸困难。

(三)心血管系统疾病引起的呼吸困难

各种原因引起的心力衰竭、心包积液或心包缩窄等以及输液过多和过快,均可引起心源性呼吸困难。由于左心搏出量减少,引起肺淤血,导致肺间质水肿,弥散功能下降;急性肺水肿伴肺泡渗出增多,可引起肺顺应性下降,同时呼吸道阻力也会增加;输液过多和过快可以引起肺血管静水压增高。以上情况发生时,也会引起呼吸困难。

四、临床表现

(一)肺源性呼吸困难

根据临床表现可分为以下几种。

1.吸气性呼吸困难

吸气性呼吸困难特点为吸气困难,伴有干咳,重者可出现吸气时胸骨上窝、锁骨上窝和肋间隙明显凹陷,即"三凹征",可有高调吸气性喉鸣,提示喉、气管和大气道阻塞和狭窄,如突然出现,要考虑各种原因引起的喉头水肿和喉痉挛,伴有发热且出现较快,可能为急性喉炎或白喉,逐渐出现要考虑喉部肿瘤。

2.呼气性呼吸困难

呼气性呼吸困难特点是呼气费力,呼气时间延长,常伴有干啰音或哮鸣音。主要见于下呼吸道阻塞的疾病,由于小支气管痉挛和狭窄、肺组织弹性减弱引起呼吸困难,如急性细支气管炎、支气管哮喘、COPD、过敏性支气管肺曲菌病

（ABPA）等。

3.混合性呼吸困难

吸气、呼气都有困难。可见于广泛的肺间质和肺实质疾病、胸廓和胸膜疾病、神经肌肉疾病等。呼吸频率可以变浅快，并可听到病理性呼吸音。

（二）心源性呼吸困难

左心功能不全引起呼吸困难的特点为活动和仰卧位明显，休息和坐位时减轻，严重者可出现粉红色泡沫痰、大汗，双肺底部可闻及吸气末细湿啰音，有时可出现哮鸣音等。由于坐位可以使回心血量减少，减轻肺淤血，同时还可以使膈肌降低，增加10％～30％的肺活量，因此在病情较重者，常被迫采用端坐呼吸。有的患者可出现夜间阵发性呼吸困难，在睡眠中被迫坐起，惊恐不安，伴有咳嗽，轻者数分钟或数十分钟可以缓解，重者则可出现上述严重症状。

（三）中毒性呼吸困难

因酸中毒所致者多为深大呼吸，根据病因不同呼出气可有尿（氨）味（尿毒症）或烂苹果味（糖尿病酮症酸中毒）。如果镇静药或安眠药中毒抑制了呼吸中枢，则呼吸困难表现为呼吸浅表、缓慢，可有节律异常。

（四）中枢性呼吸困难

中枢性呼吸困难由颅内压升高或呼吸中枢抑制引起，表现为呼吸浅慢或呼吸过快和过慢交替、呼吸暂停，比如潮式呼吸、间停呼吸等。

（五）癔症患者呼吸困难

癔症患者呼吸困难常表现为呼吸浅表、频数，常因过度通气出现呼吸性碱中毒表现，如口周和肢体麻木、手足搐搦等，神经症患者有时可出现叹息样呼气，长出气后自觉好转。高通气综合征患者的临床症状可涉及多个系统，包括胸闷、气短和呼吸困难，同时可有头晕、头昏、心慌心悸、焦虑等，常为深快呼吸，可由过度通气激发试验诱发。

五、诊断和鉴别诊断

由于呼吸困难存在器质性和心因性原因，因此，要仔细问诊进行鉴别，同时还要根据一些实验室检查结果综合分析。

（一）根据呼吸困难发生时间的长短鉴别

1.急性发生的呼吸困难

急性发生的呼吸困难可见于气管异物、喉头水肿、支气管哮喘、肺栓塞、气胸、急性呼吸窘迫综合征、急性左心功能不全、高通气综合征等。

2.慢性发生(逐渐发生)的呼吸困难

慢性发生的呼吸困难见于支气管炎、肺炎、COPD、胸腔积液、肺不张、肺癌、弥漫性肺间质疾病、结节病、肺血管炎、弥漫性泛细支气管炎、肺尘埃沉着病、肺动脉高压、神经肌肉疾病等。

(二)根据肺功能检查结果鉴别

1.阻塞性通气功能障碍

指气道阻塞引起的通气障碍,原则上以第一秒用力肺活量占用力肺活量(FVC)预计值百分比下降为标准。可见于支气管哮喘、支气管扩张症、COPD、闭塞性细支气管炎伴机化性肺炎。

2.限制性通气功能障碍

限制性通气功能障碍指胸肺扩张受阻引起的通气障碍,主要表现为用力肺活量明显下降。可见于重症肌无力、胸腔积液、气胸、间质性肺疾病、肺不张等。

3.混合性通气功能障碍

兼有阻塞和限制两种表现。

(三)根据伴发症状鉴别

1.伴胸痛

见于肺炎、肺栓塞、胸膜炎、气胸、急性心肌梗死、肺癌等。

2.伴咳嗽、咳痰

见于慢性支气管炎、COPD、肺脓肿等。

3.伴发热

见于肺炎、胸膜炎、肺脓肿等。

4.伴意识障碍

可见于脑血管意外、急性中毒、肺性脑病等。

5.伴咯血

可见于肺结核、肺癌、支气管扩张等。

(四)其他

还要注意询问患者的职业接触史、药物使用史、有无诱发因素、与体位和活动的关系及其他疾病史等。

第四节 咳 嗽

一、概述

咳嗽是一种突然的、暴发式的呼气运动,有助于清除气道内的分泌物或异物,其本质是一种保护性反射。咳嗽分为干咳和有痰的咳嗽(或称湿性咳嗽)。咳痰是借助气管支气管黏膜上皮细胞的纤毛运动、支气管平滑肌的收缩及咳嗽时的用力呼气将气道内的痰液排出的过程。

咳嗽反射的反射弧构成包括以下环节。

(一)神经末梢感受器

引发咳嗽的感觉神经末梢多分布于咽部和第二级支气管之间的气管和支气管黏膜。其他部位如咽部、喉部、肺组织、胸膜甚至外耳道都有咳嗽感受器的分布。分布于上呼吸道的神经末梢对异物敏感,属于机械感受器,而分布在较小气道内的神经末梢对化学物质,尤其是对有毒的化学物质敏感,属于化学感受器。分布在气管支气管树中的神经上皮可以延伸到细支气管和肺泡,但是一般认为肺泡中分布的神经感受器不会引起咳嗽。当肺泡中产生的分泌物到达较小的支气管时才会引起咳嗽。

(二)传入神经

引起咳嗽的刺激通过迷走神经、舌咽神经、三叉神经和膈神经等传入。其中迷走神经传导的刺激来源于咽、气管、支气管和胸膜。舌咽神经传导来自喉部的刺激。三叉神经则主要是鼻和鼻窦。膈神经传导来自心包和膈的刺激。

(三)咳嗽中枢

位于延脑。

(四)传出神经

舌下神经、膈神经和脊神经。

(五)效应器

膈肌和其他呼吸肌。

咳嗽的具体过程依次为吸气、声门紧闭、呼气肌快速收缩在肺内产生高压,然后声门突然开放、气体快速从气道中暴发性的呼出,通过这种方式带出气道中的物质。

引起咳嗽的 3 种常见刺激类型为物理性、炎症性和心因性。物理性刺激有吸入烟雾、颗粒、气道内新生物或气管支气管外压迫、肺纤维化和肺不张所致的气道扭曲等。炎症性刺激包括气道炎症、气道和肺实质渗出物等。心因性刺激是由中枢神经系统直接兴奋咳嗽中枢后发放冲动形成,无外周感受器传入的具体刺激。

咳嗽是否有效取决于咳嗽反射通路中各个部分的功能是否正常及发生咳嗽时的肺内气体量。镇静药或麻醉剂可以削弱咳嗽感受器的敏感性;神经肌肉病变可以损害咳嗽反射的通路以致患者不能有效地咳嗽。气管插管或切开时,由于声门无法闭合,不能在肺内形成足够的高压,也会影响咳嗽的效果。另外,通气功能损害(COPD、胸廓畸形等)、黏膜纤毛运动障碍及痰液黏稠等都会使患者的气道廓清能力减弱。

剧烈的咳嗽会对患者的日常生活和睡眠造成很大的影响。剧烈而持久的咳嗽可能会造成患者胸壁软组织的损伤,甚至肋骨骨折。剧烈的咳嗽还可引起胸膜腔内压显著增加,某些患者可出现咳嗽性晕厥。

二、常见病因

心、肺疾病是咳嗽最常见的病因,包括急慢性呼吸系统感染、非感染性呼吸系统疾病、心血管疾病等。另外,咳嗽的病因还包括药物、理化刺激和焦虑症等。

(一)呼吸系统感染

各种病原微生物或寄生虫等引起的呼吸系统感染均可引起咳嗽。包括急慢性上呼吸道感染、急性气管支气管炎、肺炎、COPD 急性加重、支气管扩张、肺脓肿、胸膜炎、肺结核、肺部真菌感染、寄生虫病等。

(二)非感染性呼吸系统疾病

哮喘、慢性支气管炎、气道异物、嗜酸性粒细胞性支气管炎(EB)、过敏性鼻炎、支气管肺癌、间质性肺病、肺血管疾病(如肺栓塞)等。

(三)其他

肺水肿(心力衰竭、肾衰竭)、结缔组织病、胃食管反流等;药物所致咳嗽(ACEI 类、β 受体阻滞药);心因性咳嗽(焦虑症等)。

三、咳嗽的病因诊断

询问患者的病史对病因诊断具有重要意义,80% 的患者可以通过问诊获得较为明确的诊断或为获得明确诊断提供重要的线索。详细的病史采集和体格检查(重点在上呼吸道、肺和心脏)后,再根据可能的病因选择影像学、肺功能等有针对性的检查。

(一)病史采集

1.咳嗽的病程

掌握咳嗽的病程是了解咳嗽病因的重要因素。根据咳嗽发生的时间可将咳嗽以下几种。①急性咳嗽:<3周;②亚急性咳嗽:持续时间3～8周;③慢性咳嗽:病程超过8周。咳嗽的病程不同,引起咳嗽的常见疾病构成也各不相同(X线胸片正常的咳嗽的常见病因见表2-1)。急性起病的咳嗽往往提示急性呼吸道感染,持续存在的咳嗽则提示患者有慢性疾病,反复发生的、冬春季加重的咳嗽是慢性支气管炎诊断的重要线索。

表 2-1　X线胸片正常的咳嗽的常见原因

分类	时间	常见病因
急性咳嗽	<3周	普通感冒
		急性气管支气管炎
		急性鼻窦炎
		慢性支气管炎急性发作
		哮喘
亚急性咳嗽	3～8周	感染后咳嗽(又称感冒后咳嗽)
		细菌性鼻炎
		哮喘
慢性咳嗽	>8周	咳嗽变异性哮喘(CVA)
		上气道咳嗽综合征(UACS)
		嗜酸性粒细胞性支气管炎(EB)
		胃食管反流性咳嗽(GERC)
		慢性支气管炎
		支气管扩张
		支气管内膜结核
		变应性咳嗽(AC)
		心因性咳嗽

2.咳嗽的诱因

接触冷空气、异味或运动时出现咳嗽常见于哮喘、变应性咳嗽(AC)。

3.咳嗽本身的特点

发生于上呼吸道和大气道疾病的咳嗽,往往是一种短促的刺激性咳嗽。鼻后滴流引起的咳嗽,常常被描述为清喉的动作,是一种短促而频繁的干咳,或告之有来自后鼻腔的分泌物。发生于较小气道和肺部病变的咳嗽则往往是深在的、非刺激性咳嗽。

4.干咳

干咳常常是急性上、下呼吸道感染最开始的表现。吸入刺激性烟雾或异物也可以引起持续性干咳。临床上持续干咳的常见原因有感染后咳嗽、咳嗽变异性哮喘(CVA)、上气道咳嗽综合征(UACS)、嗜酸性粒细胞性支气管炎(EB)、胃食管反流性咳嗽(GERC)、服用血管紧张素转换酶抑制药(ACEI)类药物、支气管内肿物或肺淤血等疾病。少见的原因包括气管或支气管外的压迫,特别是纵隔肿物或主动脉瘤;慢性肺间质病变,尤其是各种原因所致的肺间质纤维化也常常表现为持续性干咳。胸膜病变是干咳的原因之一。

5.咳痰及痰的性状

脓性痰常常是气管支气管树和肺部感染的可靠标志。急性疾病有咳痰时,痰液性状常常对诊断有提示作用。如铁锈色痰可见于肺炎球菌肺炎,砖红色胶冻样痰见于肺炎克雷伯杆菌感染,带有臭味的脓性痰常常见于厌氧菌感染,如吸入性肺脓肿。慢性支气管炎缓解期痰液的外观为白色,黏液性,合并急性感染后痰液常常变为黄绿色,剧烈咳嗽有时可以痰中带血。黏液性痰对诊断帮助不大,任何原因所致的长期支气管刺激都可以产生黏液样痰。持续性脓性痰见于支气管扩张和慢性肺脓肿等慢性化脓性肺部疾病,痰液往往较多,留置后可出现分层,上层为泡沫,中层为半透明的黏液,下层为坏死性物质。粉红色泡沫样痰见于急性左心衰竭。大量白色泡沫样痰是细支气管肺泡癌一种少见但有特征性的表现。

6.一天之中咳嗽发生的时间

慢性支气管炎、慢性肺脓肿、空洞性肺结核、支气管扩张等疾病的咳嗽、咳痰经常发生于早晨起床时。由于夜间潴留在支气管树中的分泌物较多,晨起时体位发生改变,分泌物会刺激气管支气管黏膜产生咳嗽和咳痰。肺淤血、CVA的咳嗽往往在夜间发生,咳嗽常常会使患者醒来。其中肺淤血所致的咳嗽在患者坐起后可明显缓解。在某些特定体位才出现的咳嗽见于带蒂的气道内肿瘤。进食时出现咳嗽提示吞咽机制紊乱(常常由脑血管病变引起)、食管憩室炎或食管支气管瘘。

7.伴随症状的问诊

咳嗽伴发热多见于急性气管支气管炎、肺部感染、胸膜炎等感染性疾病;部分患者可自觉有哮鸣音,常见于哮喘气道狭窄(如气道内肿物)。

8.既往病史的询问

有无慢性肺部疾病(包括肺结核)、鼻炎和鼻窦炎、心脏病、高血压、糖尿病、结缔组织病、过敏史,有无呼吸道传染病接触史等。

9.个人史的询问

询问患者的吸烟史对病因诊断有重要意义,长期吸烟史不但有助于慢性支气管炎的诊断,而且对于肺癌的诊断有提示意义。需要特别注意的是,慢性咳嗽患者如果咳嗽的性质发生了改变,要注意肺癌发生的可能,尤其是长期吸烟者。职业病史(刺激性气体、毒物或粉尘接触史)。环境中是否存在变应原或刺激性物质(宠物、花草、家居装修情况)等。

10.诊疗情况的询问

是否进行血常规、胸片、CT 等胸部影像学检查,肺功能(舒张试验或激发试验)、支气管镜、皮肤变应原试验,心电图、超声心动图等检查。有无使用抗生素和镇咳药物、平喘药、吸入激素、抗过敏药等,疗效如何。有无使用 ACEI 类药物、β受体阻滞药等。

(二)体格检查

进行常规体格检查时,除关注心、肺疾病外,需要特别关注的情况有鼻和鼻窦的检查(注意有无鼻塞、鼻窦压痛等,必要时请耳鼻喉科医师进行专科检查)、咽后壁情况(黏膜鹅卵石样改变是诊断上气道咳嗽综合征的重要线索)、有无杵状指(常见于慢性化脓性肺部疾病,如支气管扩张、肺脓肿等,也见于部分肺间质疾病或支气管肺癌)等。

(三)相关辅助检查

下述诊断措施有助于明确咳嗽的病因,可选择性使用。

1.影像学检查

胸片仍然是最常采用的检查手段,对于明确肺实质、间质病变,胸膜病变等的诊断具有重要的参考价值和除外诊断的意义。对于病因不明的咳嗽,时间超过3周者应考虑胸片的检查。胸部 CT 有助于发现 X 线胸片不能很好显示的隐蔽部位的肺部病变、纵隔病变,高分辨率 CT(HRCT)对于支气管扩张和间质性肺病具有重要的诊断价值。鼻窦 CT 对鼻窦炎的诊断非常重要。

2.肺功能检查

常规通气功能检查＋舒张试验对支气管哮喘和 COPD 的诊断具有重要的价值,同时有助于较早发现上气道病变。支气管激发试验阳性对 CVA 具有重要的诊断价值。

3.诱导痰检查

对于慢性咳嗽患者,利用超声雾化吸入高渗盐水的方法进行痰液诱导,并进行其白细胞分类,对诊断 EB 具有重要意义,也可用于支气管结核和支气管肺癌的检查。

4.支气管镜检查

支气管镜可有效发现气管支气管腔内病变,如肿瘤、异物、黏膜病变等。

5.食管 24 小时 pH 监测

其是目前诊断 GERC 最有效的方法。

6.耳鼻喉相关检查

耳鼻喉检查包括鼻咽镜、纤维喉镜等,对明确上呼吸道病变有意义。

7.有关过敏性疾病的检查

过敏性疾病的检查对 CVA 和 AC 的诊断有意义,包括外周血嗜酸性粒细胞计数,皮肤变应原试验(SPT)、IgE 和特异性 IgE 测定等。

8.咳嗽敏感性检查

通过雾化使受试者吸入一定量的刺激物气雾溶胶颗粒而诱发咳嗽,并以咳嗽次数作为咳嗽敏感性的指标。常用辣椒素吸入进行咳嗽激发试验。咳嗽敏感性增高常见于 AC、EB、GERC。

四、引起咳嗽的常见疾病

(一)急性咳嗽

普通感冒即急性鼻炎,是引起急性咳嗽的常见病因。临床表现为鼻塞、流涕、打喷嚏和鼻后滴流等鼻部炎症症状,常常有咽喉部刺激感或不适,可有或无发热。常见病因为病毒感染。治疗无须使用抗生素,以对症治疗为主。常用治疗药物为含有退热药物、减充血剂、第 1 代抗组胺药物(H₁ 受体拮抗药)和镇咳药物等不同成分组成的 OTC 感冒药物。但也有研究显示,对于卡他和打喷嚏等症状,各种类型的抗组胺药物在疗效之间并无显著性差异,而且第 1 代抗组胺药有镇静的不良反应。

（二）亚急性咳嗽

感染后咳嗽是引起亚急性咳嗽的常见病因。患者在发生急性上呼吸道感染后持续咳嗽超过 3 周,时应考虑感染后咳嗽。感染后咳嗽常呈自限性,持续时间一般不超过 8 周,多属于亚急性咳嗽。发生机制可能和感染后出现气道高反应性、黏液分泌过多等有关。咳嗽持续 8 周以上者需要除外 UACS、CVA 和 GERC 等的可能。患者常常对抗菌治疗无反应,可短期应用 H_1 受体拮抗药及中枢性镇咳药。吸入异丙托溴铵有可能减轻咳嗽症状。少数顽固性咳嗽患者在上述治疗无效时可试用吸入或者口服糖皮质激素($10\sim20$ mg/d)治疗,疗程为 $3\sim7$ 天。

需要注意的是部分成人患者也可发生百日咳,主要表现为阵发性干咳,可出现痉挛性咳嗽和喘鸣(阵发性咳嗽后,由于喉痉挛,出现的吸气性高调喉鸣音)以及咳嗽后呕吐等。多数以夜间症状为著。咽拭子培养出百日咳杆菌可确诊,但常常需要较长时间。治疗首选大环内酯类抗生素,疗程 2 周。但如果咳嗽症状出现 $1\sim2$ 周后使用常常不能有效控制症状,治疗的目的更多地在于防止疾病的传播。支气管舒张药、H_1 受体拮抗药和吸入糖皮质激素往往无效。可对症使用镇咳药物控制症状。

（三）慢性咳嗽

CVA、UACS、EB、GERC 在所有慢性咳嗽的门诊患者中占 70%～95%。这些患者容易被误诊为"慢性支气管炎",有些甚至长期服用抗生素或镇咳药物,需要引起注意。现简介如下。

1.CVA

CVA 本质为哮喘,咳嗽为其主要临床表现,常表现为刺激性干咳。患者可无明显喘息、气促等典型的哮喘症状。但是,其发作特点和诱因与哮喘基本一致,比如容易在夜间出现咳嗽,常常在接触冷空气、刺激性气体或上呼吸道感染后诱发或原有症状加重。一般镇咳药效果欠佳,但支气管舒张药和糖皮质激素治疗常常有效。

因为其本质为哮喘,因此具有气道高反应性。肺通气功能检查常正常,但是支气管激发试验阳性为其重要特征。

其治疗和哮喘相同,主要使用吸入糖皮质激素和支气管舒张药。

2.UACS

曾称为鼻后滴漏综合征(PND),在欧美国家是引起慢性咳嗽的首位病因。

病因包括一系列呼吸道炎症。①各种原因所致的鼻炎：感染性鼻炎（如普通感冒、细菌性鼻炎）、过敏性鼻炎（常年性过敏性鼻炎和季节性过敏性鼻炎）、血管运动性鼻炎（药物、理化因素、情绪等所致）、药物性鼻炎（主要包括阿司匹林等NSAID）等。②鼻-鼻窦炎：病因包括感染和过敏（主要针对真菌或NSAIDs）。

咳嗽以白天为主，常常在清晨或体位改变时出现，睡后较少咳嗽。除咳嗽外，患者常常有鼻塞流涕、咽干、异物感反复清咽喉、咽后壁黏液附着感或滴流感等症状。这些症状虽不具备特异性，但对诊断具有一定的提示作用。查体可见口咽部黏膜呈鹅卵石样改变，或发现咽部有黏液附着。

UACS引起咳嗽的主要机制为分布在上气道内的咳嗽反射传入神经受到了机械刺激。由于部分患者并没有后鼻滴流症状，而且后鼻滴流并不一定是咳嗽的直接原因，因此目前PND的名称逐渐被UACS所取代。

UACS的治疗主要是针对引起咳嗽症状的鼻和鼻窦疾病的治疗。根据不同的病因选择不同的治疗措施。①避免变应原暴露：主要是过敏性鼻炎患者。②改善炎症反应和分泌物的产生：对于非过敏性因素所致者，可首选第1代抗组胺药（代表药物为马来酸氯苯那敏）和减充血剂（常用药物为盐酸伪麻黄碱）。多数患者在治疗后数天至2周内症状改善。针对过敏性鼻炎则可选用无镇静作用的第2代抗组胺药联合鼻腔吸入糖皮质激素（常用药物丙酸倍氯米松，每鼻孔每次50 μg，1～2次/天，或相当剂量的其他吸入激素）。③控制感染：细菌性鼻窦炎需应用抗菌药物。急性细菌性鼻窦炎的常见病原为肺炎球菌和流感嗜血杆菌，因此可选用β-内酰胺类、新型大环内酯类、氟喹诺酮等药物。阿莫西林（或加酶抑制药）作为首选治疗药物。注意根据细菌的耐药性选择治疗药物。对于抗感染治疗效果欠佳或分泌物较多者，可同时使用鼻腔吸入糖皮质激素、抗组胺药及减充血剂减轻炎症。慢性细菌性鼻窦炎以厌氧菌、链球菌等为主要病因，可有生物被膜形成。治疗仍然以β-内酰胺类为主，可采用大环内酯类抗生素抑制生物被膜的产生，对减少复发有一定的效果。抗生素一般用至症状消失后数天至1周。治疗效果欠佳时选择鼻腔冲洗、引流或手术治疗。④纠正鼻腔解剖学异常：处理鼻中隔、鼻息肉、鼻甲等问题。

3.EB

EB是以气道嗜酸性粒细胞浸润为特征的支气管炎，是慢性咳嗽的重要原因。和哮喘不同，EB缺乏气道高反应性。其主要临床表现为慢性刺激性干咳，且常常为唯一临床症状。咳嗽白天或夜间均可出现，部分患者对油烟、灰尘、刺激性气味或冷空气敏感，可诱发咳嗽症状。体格检查常常无异常发现。肺通气功能及呼气峰流速变异率(PEFR)正常。支气管激发试验阴性。

EB 的临床表现缺乏特异性,诊断主要依靠诱导痰的细胞学检查。诱导痰细胞学检查示嗜酸性粒细胞占白细胞比例≥3%,结合上述临床症状和肺功能检查,在除外其他嗜酸性粒细胞增多性疾病后,可诊断为 EB。

EB 对糖皮质激素治疗反应良好,治疗后咳嗽常常明显减轻或消失。常用丙酸倍氯米松(每次 25~50 μg,2 次/天)或等效剂量的其他吸入糖皮质激素。连续使用 4 周以上。初始治疗时可联合应用泼尼松口服,每天 10~20 mg,使用 3~7 天。支气管舒张药治疗无效。

4.GERC

胃食管反流病(GERD)是引起慢性咳嗽的重要原因之一。患者多表现为白天、直立位时出现的咳嗽,少部分患者可以有夜间咳嗽。少数患者有 GERD 的典型表现,如胸骨后烧灼感、反酸、嗳气、胸闷等。部分患者可因为存在微量误吸,出现咽喉部症状。大部分患者以咳嗽症状为唯一表现。其发生机制并未完全明了,可能包括刺激上呼吸道咳嗽反射的传入神经、反流物吸入下呼吸道以及刺激食管-支气管咳嗽反射等。最后一种机制可能是最重要的原因,即反流至远端食管时就可以引起咳嗽。应当注意的是,GERC 的反流并非都是酸反流,少数患者也存在碱反流的情况。

对于慢性咳嗽患者,在除外 CVA、EB、UCAS 后应考虑 GERC 的可能。尤其是患者存在反流症状,或和进食有关的咳嗽时,更应注意其可能。通过 24 小时食管 pH 监测可明确 GERD 的诊断,并可能发现反流和咳嗽的相关性。其他检查如胃镜、上消化道造影等对诊断的价值有限。

对于诊断明确的患者,首先应规范地治疗 GERD,措施如下。①调整生活方式:减重,少食多餐,避免过饱和睡前进食,避免加重反流的食物、饮料和行为,如酸性食物、油腻食物、咖啡、吸烟等。夜间休息时应采取高枕卧位。②制酸药:首选质子泵抑制药,或选用 H_2 受体拮抗药。③促胃动力药:如多潘立酮。④治疗胃十二指肠的基础疾病:如慢性胃炎、消化性溃疡等。内科治疗 2~4 周后才能出现明显的疗效,总疗程常常需要 3 个月以上。少数内科治疗失败的严重反流患者,可考虑抗反流手术治疗。

5.AC

AC 是慢性咳嗽的病凶之一。患者表现为阵发性刺激性咳嗽,多为干咳,常有咽喉发痒。刺激性气体、冷空气或讲话等可诱发症状。多数患者有特异质,可表现为皮肤变应原皮试阳性、外周血 IgE 增高等。肺功能正常、支气管激发试验阴性可和支气管哮喘鉴别，诱导痰嗜酸性粒细胞比例无增加和 EB 鉴别，患者亦不具备过敏性鼻炎的典型症状。治疗可选用抗组胺药物和/或糖皮质激素。AC 目前还不能确定为一种独立的疾病，它和其他疾病之间的关系有待进一步的观察和研究。

6.血管紧张素转换酶抑制药（ACEI）诱发的咳嗽

咳嗽是 ACEI 类药物的常见不良反应，发生率为 $10\%\sim30\%$。主要症状为刺激性干咳，多有咽干、咽痒、胸闷等，症状以夜间为重，平卧后可加重。其主要机制为 ACEI 类药物抑制缓激肽及其他肽类物质的分解。这些炎症介质可刺激肺内 J 受体，引起干咳。同时，ACEI 可引起气道反应性增高。停用 ACEI 后咳嗽症状缓解可确诊。通常在停药 $1\sim4$ 周后咳嗽明显减轻或消失。对于 ACEI 类药物引起咳嗽的患者，可使用血管紧张素Ⅱ受体拮抗药（ARB）替代 ACEI。

7.心因性咳嗽

心因性咳嗽又称习惯性咳嗽，常常与焦虑、抑郁等有关，儿童更为多见。典型表现为日间咳嗽，可表现为高调咳嗽，当注意力转移时咳嗽症状可消失，夜间休息时无咳嗽。心因性咳嗽的诊断需要排除其他器质性疾病所致的咳嗽。成年患者在治疗时以心理咨询或精神干预为主，可适当辅助性应用抗焦虑药物。

五、慢性咳嗽的诊断程序

对慢性咳嗽的患者进行诊断时应重视下述问题。

（1）注意询问咳嗽发生的时相、特点、伴随症状和诱发因素。

（2）病史的采集，除了解下呼吸道疾病（如急慢性支气管炎）的相关症状外，还应特别关注：上呼吸道疾病（耳鼻咽喉）症状和病史、消化系统疾病（尤其是胃食管反流性疾病）、个人和家族过敏性疾病史、药物治疗史（包括 ACEI 类等药物的使用，对抗生素、支气管舒张药等药物的治疗反应）。

（3）根据上述情况选择相关的检查。首先进行 X 线检查以明确有无明显的肺、心脏和胸膜病变等。如果胸片有阳性发现，可根据具体情况选择进一步的检查和治疗。如胸片基本正常，可参考图 2-1 的慢性咳嗽诊断流程，逐步明确咳嗽的病因。

（4）对于临床症状较为典型的慢性咳嗽患者，可根据疾病的临床特征进行初步的判断，并同时进行试验性治疗。

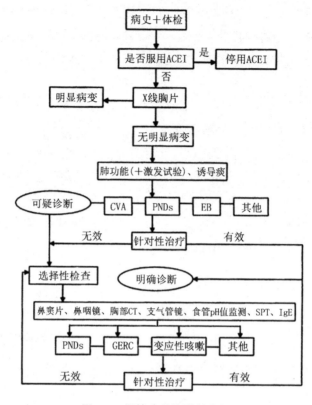

图 2-1　慢性咳嗽的诊断流程

（5）对于临床症状不典型的患者可按照先常见后少见，先易后难，先无创后有创的顺序进行检查。如可先后进行肺功能（包括支气管激发试验）、诱导痰、耳鼻喉科的鼻咽镜检查、鼻窦 CT 特异质的相关检查（外周血嗜酸性粒细胞、IgE、SPT）、24 小时食管 pH 监测等。

（6）对于慢性咳嗽常规检查仍不能明确病因的患者，应进行 HRCT，支气管镜和心脏的相关检查，以明确有无不典型的气道病变（如支气管内膜结核、支气管扩张）、慢性充血性心力衰竭等。

六、常用咳嗽治疗药物

咳嗽作为一种防御性反射，有利于清除呼吸道分泌物和异物，因此程度较轻时无须处理。对于分泌物较多，尤其是感染后痰液黏稠的患者应以抗感染和化痰治疗为主，应避免使用镇咳药物。对于慢性咳嗽，在病因不明确时，一般不建议使用强镇咳药物。但是，当剧烈干咳对患者的工作和休息造成严重影响时，可适当给予镇咳药物控制患者的症状。

(一)镇咳药

1.中枢性镇咳药

该类药物主要作用于延脑的咳嗽中枢,又分为依赖性和非依赖性镇咳药。前者包括吗啡类生物碱及其衍生物,镇咳作用明显,但也具有成瘾性,仅在其他治疗无效时短期使用。非依赖性镇咳药多为人工合成,如喷托维林、右美沙芬等,无镇痛作用和成瘾性,临床应用广泛。

(1)依赖性镇咳药。①可待因:作用于中枢 μ 阿片肽受体,止咳作用强而迅速,同时具有镇痛和镇静作用。在有效剂量下具有成瘾性和呼吸抑制作用。口服或皮下注射,每次 15～30 mg,每天用量为 30～90 mg。②福尔可定:作用与可待因相似,但成瘾性较弱。口服每次 5～10 mg。

(2)非依赖性镇咳药。①右美沙芬:作用于中枢和外周的 σ 受体,是目前临床上应用最广泛的镇咳药,用于多种 OTC 镇咳药物。作用与可待因相似,但无镇痛作用,偶可引起轻度嗜睡。治疗剂量下对呼吸中枢无抑制作用、不产生依赖性和耐受性。口服每次 15～30 mg,3～4 次/天。②喷托维林:作用强度为可待因的 1/3,有轻度的阿托品样作用和局麻作用,大剂量时还具有抗惊厥和解痉作用。口服每次 25 mg,3 次/天。青光眼及心功能不全者慎用。③右啡烷:右美沙芬的代谢产物,耐受性良好。

2.外周性镇咳药

此种药物可抑制咳嗽反射弧中的感受器、传入神经以及效应器的某一环节,包括局部麻醉药和黏膜防护剂。

(1)苯丙哌林:非麻醉性镇咳药,作用为可待因的 2～4 倍。抑制咳嗽冲动的传入,同时对咳嗽中枢亦有抑制作用,不抑制呼吸。口服每次 20～40 mg,3 次/天。

(2)莫吉司坦:非麻醉性镇咳药,是一种乙酰胆碱拮抗药,作用较强。口服每次 100 mg,3 次/天。

(3)那可丁:为阿片所含的异喹啉类生物碱,作用与可待因相当。口服每次 15～30 mg,3～4 次/天。

(二)祛痰药物

可以选用 N-乙酰半胱氨酸、盐酸氨溴索、愈创甘油醚、桃金娘油和中药祛痰药等。

(三)抗组胺药物

常用的 H_1 受体拮抗药包括氯苯那敏、氯雷他定、西替利嗪等,主要用于 UACS、普通感冒和感染后咳嗽的治疗

第五节 咯　　血

咯血是呼吸内科临床常见的临床症状,占到呼吸内科门诊量的 $7\%\sim15\%$,也是呼吸内科经常遇到的急症之一。所谓咯血是指喉以下呼吸道任何部位的出血,经喉头、口腔而咳出。据统计,咯血 5% 来自肺动脉系统出血,由于肺循环压力低,多数出血量不大。另外 95% 则来源于支气管动脉,由于支气管动脉属于体循环,其血管腔内压力高,因此常常出血量较大。

一、病因学

引起咯血的病因众多。据统计有超过 100 种以上的疾病可以引起咯血,包括很多系统的疾病,如呼吸系统、心血管系统、血液系统等。呼吸系统疾病中引起咯血的常见病主要有支气管炎、支气管扩张、肺结核、肺炎、肺癌、肺脓肿、硅沉着病等,比较少见的疾病包括肺吸虫病、肺棘球蚴病、肺阿米巴病等;心血管疾病中引起咯血的常见病包括风湿性心脏病、高血压心脏病、动静脉畸形、肺动脉高压、主动脉瘤等;血液系统疾病中引起咯血的常见病有血小板减少、白血病、再生障碍性贫血等。另外某些药物可引起咯血,如阿司匹林、青霉胺、华法林、肝素、溶栓药物等。其他少见的原因有氧中毒、胸部外伤以及妇女替代性月经等。根据其发生的原因及特点将咯血加以分类如下,以帮助理清临床上诊断和鉴别诊断思路。

(一)感染性因素

分枝杆菌感染(主要为结核性分枝杆菌感染)、真菌感染、肺脓肿、坏死性肺炎(克雷伯杆菌、葡萄球菌、军团菌感染)、寄生虫感染(肺棘球蚴、肺吸虫病)。

(二)医源性因素

Swan-Ganz 导管、支气管镜检查、透支气管壁活检、经支气管壁针吸活检。

(三)创伤性因素

肺部顿挫/贯通伤、吸引性溃疡、气管支气管动脉瘘。

(四)肿瘤性因素

支气管肺癌,支气管腺瘤,支气管、肺转移瘤、肉瘤。

(五)儿童咯血

支气管腺瘤、异物吸入、血管畸形。

(六)血管疾病

肺梗死、栓塞、二尖瓣狭窄、动脉血管瘘、动静脉畸形、支气管毛细血管扩张症、左心衰竭。

(七)凝血障碍

血管性血友病、血友病、抗凝药治疗、血小板减少性紫癜、血小板功能障碍、弥散性血管内凝血。

(八)血管炎

白塞病、韦格纳肉芽肿病。

(九)肺疾病

支气管扩张病、慢性支气管炎、肺气肿性大疱。

(十)其他

淋巴管平滑肌瘤病、子宫内膜异位症、肺尘埃沉着病、支气管结石特发性咯血。

感染为咯血的最常见原因,占全部咯血原因的 $60\% \sim 70\%$。其机制是由于感染引起炎症反应,导致黏膜充血水肿,血管扩张,继而破裂造成出血。根据美国统计资料,感染性支气管炎占咯血原因的 26%,肺炎占 10%,结核占 8%。而在发展中国家则以结核为咯血的最常见原因,如南非咯血的原因中,由结核引起的可高达 73%。侵袭性感染为导致咯血最常见的感染因素,除结核外,主要为细菌,如金黄色葡萄球菌、肺炎克雷伯杆菌等细菌的感染,侵袭性真菌感染也比较常见。与其他感染相比,肺鼠疫更容易出现咯血。病毒感染,如流感病毒、SARS、高致病性禽流感也可出现咯血。HIV 感染者出现咯血的最常见原因也是肺炎,但部分可因 Kaposi 肉瘤等并发症而出现咯血。原发肺部肿瘤可占到咯血患者的 23%,其中支气管源性肿瘤占到 50%。良性或恶性肿瘤的出血可继发于浅表黏膜的受累、糜烂或血管过于丰富造成血管破裂。转移瘤很易引起咯血。肿瘤可引起继发感染,也可导致咯血。

二、病理生理

气管支气管树黏膜的急慢性炎症反应可导致血管扩张、黏膜剥脱、萎缩及糜烂甚至溃疡,常常可导致局部出血。由于气管、支气管血管丰富而且脆弱,轻微的创伤即可引起出血,如支气管检查中进行的负压吸引。肺组织的坏死也是引发咯血的常见机制。肺栓塞,各种病原引起的肺炎、肺血管炎均可导致肺组织缺血坏死。肺静脉回流受阻可以导致肺静脉及肺泡毛细血管压力升高,严重时可以导致毛细血管通透性增加甚至破裂,从而导致咯血。这种机制主要见于左心功能不全及二尖瓣狭窄所致的咯血。

肺结核是引起咯血的常见原因。活动期结核出血主要由于局部组织坏死。严重者可以形成空洞,而空洞壁的动脉血管扩张可以形成梨形的 Rasmussen 动脉瘤,可引起致死性咯血。尸体解剖表明,这种动脉瘤的发生在肺结核咯血死亡的病例中不到10%。更为常见的是支气管循环血管的增生、扩张及扭曲,也可见到支气管动脉与肺动脉的短路。这些异常在支气管扩张、囊性纤维化和肺脓肿也是非常多见的。然而更多的咯血发生在结核痊愈后数年,主要由于局部形成支气管结石、继发于瘢痕组织的肿瘤以及结核继发的支气管扩张。

支气管肺癌血供丰富,但选择性支气管动脉造影显示仅不到4%存在血管异常,因此很少会出现大血管破裂。此类患者主要由于肿瘤浸润黏膜或肿瘤组织坏死所致,因而多数为少量出血,罕有大咯血发生。

三、诊断与评价

咯血的诊断有时相当困难,而病史、体格检查对病因诊断是不可或缺的,因此诊断的第一步是进行详细的病史询问和体格检查。通过这些可以比较明确地确定咯血的量和出血速度,从而为下一步的检查、治疗提供依据。关于非大咯血的诊断流程见图 2-2。对于大咯血患者的处理应以积极挽救生命为主要目的,同时应尽可能进行相应的检查,其处理流程(图 2-3)有别于非大咯血的诊断流程。

(一)咯血量的判定

诊断咯血最重要的是确定咯血的速度,但是临床上对咯血准确定量比较困难。可以将痰液收集在标有刻度的容器内进行估测。速度不快,量不大,则会有充分的时间对病因、出血部位做出评价,进而进行相应的治疗。如果为快速而大量出血,则在进行必要检查的同时应积极进行治疗,如维持气道的通畅,输血,进行侵袭性治疗。咯血量速度的界定一般根据 24 小时内咯血量,可以将咯血分为:小量咯血,即指每 24 小时咯血少于 100 mL;中等量咯血,指每 24 小时咯血100~500 mL;大咯血,通常指在 24 小时超过 500 mL 或一次咯血量在 100 mL以上。当然,这种分类是人为定义的,目前存在着不同的分类方法。

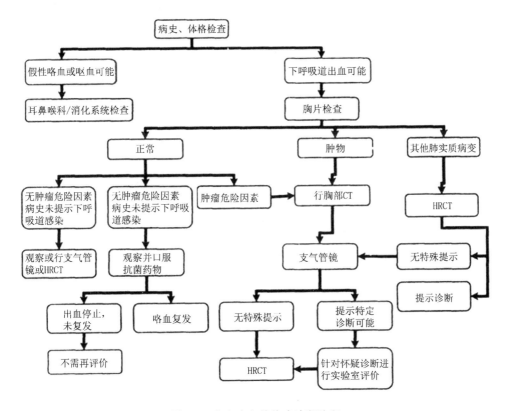

图 2-2 非大咯血的临床诊断流程

(二)病史

详细地询问病史可以为判断出血的部位和原因提供重要线索,因此一定要认真询问患者的现病史、既往史、个人史等信息(表 2-2),年龄、营养状态、合并存在的疾病或某些特异性表现(表 2-3),这些将有助于诊断和鉴别诊断。出现咯血时的年龄对判断原因有一定帮助,一般支气管扩张和二尖瓣狭窄咯血首次发生的年龄多在 40 岁以前,而支气管肺癌发生咯血的年龄多在 40 岁以后。咯血与其他呼吸道症状的关系具有一定的诊断价值。例如,单纯咯血很少是支气管肺癌的首发症状,支气管肺癌通常多有咳嗽性质改变、疲劳等症状。另外,如果肿瘤发生于大的支气管,则可能较早出现咯血,而外周性肿瘤咯血则出现较晚。

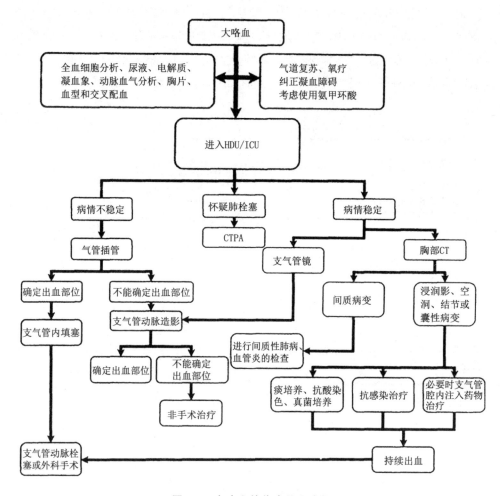

图 2-3　大咯血的临床处理流程

表 2-2　咯血询问病史时的注意事项

年龄

发病特点：发病的急缓，是否反复发作

咯血发生的时间及与其他症状的关系

是否伴随胸痛

心肺疾病史

吸烟史

痰液的性状

上呼吸道及消化道症状

表 2-3　具有鉴别诊断价值的病史信息

脓性痰	感染:支气管扩张、细菌性肺炎、肺脓肿
咯血无脓性痰	结核、肿瘤、病毒感染、自身免疫性疾病等
粉红色泡沫痰	左心衰竭、弥漫性肺泡出血等
伴发热	感染性、血管炎等
伴多部位出血	血液系统疾病、抗凝或溶栓药物、钩端螺旋体病、流行性出血热、自身免疫性疾病等
伴胸痛	外伤、肺栓塞、肺炎累及胸膜等

如果咯血与月经周期相关,则可能为子宫内膜异位症。存在劳力性呼吸困难、端坐呼吸或夜间阵发性呼吸困难则提示充血性心力衰竭或二尖瓣狭窄。存在发热、咳痰,则可能为上呼吸道感染、急性鼻窦炎、急性支气管炎、肺炎、肺脓肿或支气管扩张继发感染。HIV 感染或存在免疫抑制的状态,则肿瘤、结核或 Kaposi肉瘤可能性大。存在胸膜性胸痛、小腿压痛,则应注意肺栓塞的可能。长期吸烟,则慢性支气管炎、肺癌、肺炎的可能性增加。某些疾病疫区的生活或旅行史则对肺吸虫病、血吸虫病、阿米巴病、鼠疫等疾病的诊断具有一定价值。详细的流行病学史则可能对鼠疫、SARS、流感病毒性肺炎、高致病性禽流感病毒性肺炎等呼吸道传染病具有强烈的提示。伴有显著体重减轻的患者应注意肺癌、肺结核、支气管扩张肺脓肿及 HIV 感染。

应注意其他系统受累的表现。例如,如果存在血尿的病史,则应注意可能存在系统性血管炎。存在多部位出血的表现则可能为凝血功能障碍引起的咯血。痰的性状对诊断也具有一定价值,如果为粉红色泡沫痰,则说明存在肺水肿;铁锈色或脓性痰常提示存在下呼吸道感染或有支气管扩张症的基础。

当然,咯血诊断的第一步是确定咯血的存在。临床上,咯血应首先要排除假性咯血和呕血。所谓假性咯血是指喉以上病变引起的咯血,应仔细询问病史,了解"血痰"排出的方式及相应伴随的症状。而呕血和咯血在临床上鉴别起来有时还有一定难度,临床实践中应注意鉴别(表 2-4)。

表 2-4　咯血与呕血的区别

鉴别项目	咯血	呕血
	无恶心及呕吐	存在恶心及呕吐
病史	肺病史	胃病或肝病史
	可出现窒息	窒息少见

鉴别项目	咯血	呕血
痰检查	多泡沫	泡沫少
	液状或有血块	咖啡样
	鲜红或粉红	棕色至黑色
	痰液为碱性	痰液为酸性
实验室检查	混合有巨噬细胞和中性粒细胞	混合食物残渣

另外患有黏质沙雷菌引起的肺炎可产生红色色素痰,阿米巴脓肿破入支气管,可以出现鱼酱色痰,两种情况均可误认为咯血,但痰潜血阴性可资鉴别。

(三)体格检查

在全身系统体格检查的基础上,应重点注意以下临床体征。口唇黏膜毛细血管扩张见于 Rendu-Osler-Weber 病。杵状指与支气管扩张、肺脓肿,肺癌及其他疾病相关。舒张期雷鸣样杂音及开瓣音提示存在二尖瓣狭窄。颈部、锁骨上淋巴结肿大提示支气管肺癌可能。鼻中隔或中线结构的溃疡可见于韦格纳肉芽肿病。局部出现湿性啰音、哮鸣音及鼾声可能提示为血块吸入导致,而并不一定是活动出血的部位。呼吸频率、口唇发绀对于客观判断气道或肺内积存血液的情况,判断患者病情具有重要意义。

(四)实验室检查

如果情况允许,对于咯血患者应进行基本的辅助检查(表 2-5)。应收集所有痰液,一方面可以估计咯血量,另一方面可以检视痰液的性状,以辅助诊断,还可以进行病原学、细胞学检查。血常规检查除可提供白细胞的信息外,还可以观察是否有贫血。贫血的出现一方面可与出血量大有关,另一方面可能反映某些系统性疾病。例如,肺血管炎引起的弥漫性肺泡出血,常可出现显著的贫血,而且贫血与肺部阴影及缺氧情况密切关联,这为其重要特征。血小板及凝血象的检查常可揭示患者是否存在血液系统疾病。

表 2-5 咯血需要进行的基本辅助检查

外周血全细胞计数、分类计数、血小板计数

凝血酶原时间、部分凝血活酶时间、国际标准化比值

尿常规

痰普通细菌、抗酸杆菌、真菌涂片及培养

痰细胞学检查

结核菌素纯蛋白衍生物试验(球孢子菌、组织胞质质皮肤试验、血清学试验)

血气分析

X线胸片

(五)胸部影像学检查

胸片为咯血患者的常规检查。通常胸片可以提示咯血的原因,如发现左心房增大、Kerley-B线提示二尖瓣狭窄。空洞中出现可移动的团块,或更为典型的表现新月征,则提示曲菌球的可能。中央团块而远端肺组织含气量减少,甚至肺不张,则常常提示支气管肺癌可能。有一点必须强调,胸片上出现异常的部位有时并非出血部位。如果胸片未见明显异常,则应常规进行胸部CT检查。CT为咯血诊断的非常有用的工具,胸部高分辨CT有助于支气管扩张、弥漫性肺病的诊断。

(六)支气管镜检查

支气管镜常常是确定咯血原因必不可少的检查,除此之外还能够帮助定位。轻、中度咯血患者,可行支气管镜检查,如果原因明确,则支气管检查并非必需。大咯血患者应进行支气管镜检查以确定出血部位,确定病因则并不是主要的。如需要急症手术,则此检查更为必要。一般下列情况需要进行可弯曲支气管镜检查:①怀疑有局部病变者。②对于胸片正常或非局限性异常为除外支气管内病变者,应尽可能早做以提高诊断阳性率。③有肺癌可能或为高危险因素者,如男性、年龄超过40岁、有吸烟史。④咯血超过1周或每次咯血超过30 mL者,应尽快明确诊断。⑤大咯血准备进行气道内介入治疗或外科手术治疗者,需要准备好抢救措施,在严密监护下进行可弯曲支气管镜检查,以明确出血部位或病因,指导下一步手术方案的制订。

是否在活动出血时进行支气管镜检查曾有争议,有学者担心支气管镜检查会加重活动出血。但目前的共识是在活动出血时进行支气管镜检查是安全的,并且诊断价值很高。活动出血时,有更高的概率来判断出血部位,从而进行进一步诊断采样。而没有活动出血时,仅50%患者能够确定出血部位。

对于非大咯血的患者,应使用可弯曲支气管镜检查。由于可以观察到段乃至亚段水平的病变,因此可以显著提高诊断阳性率。而对于大咯血者,则主张使用硬质支气管镜。由于硬质支气管镜有较大的腔道,可以及时吸除血块,一方面可以保持气道通畅,保证患者安全;另一方面,则可使视野更清楚,以利于诊断;

必要时,还可进行机械通气或进行局部止血治疗。可以将硬质气管镜与可弯曲镜结合使用。

(七)支气管肺血管造影

大咯血经初步保守治疗咯血无好转者,或出血危及生命的大咯血应行血管造影。由于大咯血多由支气管动脉引起,因此首选支气管动脉造影。对于肺循环异常,如肺动静脉瘘、医源性肺动脉破裂或肺动脉栓塞引起的咯血则应进行肺动脉造影。

四、治疗

(一)一般治疗

咯血的患者应卧床休息,保持安静,避免过度紧张,必要时适当镇静。咳嗽对止血存在影响,因此应适当镇咳治疗。如果能够确定为何侧出血,则应取患侧卧位。对于病因明确的咯血,则应针对病因进行治疗。如肺血管炎引起的弥漫性肺泡出血,则应进行血浆置换和肾上腺皮质激素冲击治疗。而感染因素引起的咯血则应积极控制感染。

(二)大咯血的紧急处理

如果出血非常严重,出现了明显的呼吸衰竭,此时应紧急进行气管插管。通过气管插管吸出积血以挽救患者生命。建立人工气道后便于进行可弯曲气管镜检查。如果判断出血的部位,则可视情况插入双腔气管插管,将出血侧和健侧主支气管隔离,至少保证一侧肺功能。清理呼吸道后如患者呼吸衰竭仍不缓解,则应及时进行机械通气治疗。

(三)药物治疗

静脉滴注垂体后叶激素或血管升压素可使动脉收缩,从而达到止血目的。但其可以引起全身血管的收缩,并可引起子宫收缩,因此存在冠心病或高血压者应慎用,妊娠者则禁止使用。国内主要使用垂体后叶激素,为脑垂体后叶的水溶性成分,内含催产素与加压素,是大咯血的常用急救药物。大咯血时给予垂体后叶激素 5～10 U,用 5% 葡萄糖液 20～40 mL 稀释后缓慢静脉注射(10～15 分钟),必要时 6 小时后重复注射。每次最大剂量不能超过 20 U。在给予负荷剂量后,可以 10～20 U 加入 5% 葡萄糖溶液中以 0.1～0.2 U/min 静脉滴注维持,也可选择其他血管升压素类药物。注意这类药物使用后,有可能减少出血,从而在进行支气管动脉造影时无法清晰显示出血部位,为后续的诊断、治疗造成困难。

酚妥拉明为 α 肾上腺素能阻滞药,对于大咯血患者可给予 10～20 mg 加入 5％葡萄糖或 5％葡萄糖盐水 500 mL,静脉缓慢滴注。其止血机制推测为通过直接扩张血管,使肺血管阻力降低,肺动静脉压降低,从而减轻出血。由于其为血管扩张药,对于存在高血压、冠心病患者更为适用。其他扩张血管药物如压宁定、硝酸酯类也可能具有一定效果。

普鲁卡因也具有一定扩血管作用,在其他治疗效果不佳时也可试用。具体用法为 0.5％普鲁卡因 10 mL(50 mg),用 25％葡萄糖液 40 mL 稀释后缓慢静脉注射,1～2 次/天。或取 150～300 mg 溶于 5％葡萄糖液 500 mL,持续静脉滴注。用药量不能过大,速度不宜过快,否则可引起颜面潮红、谵妄、兴奋、惊厥,对出现惊厥者可用异戊巴比妥或苯巴比妥钠解救。用药前须行皮试,有本药过敏史者禁用。

浸润性肺结核、肺炎所致的咯血经上述治疗效果不佳时,可考虑应用肾上腺糖皮质激素,以抑制炎症反应、稳定细胞膜、降低体内肝素水平。可口服泼尼松 30 mg/d,或静脉注射氢化可的松 100～300 mg/d,见效后减量,使用时间不宜超过 2 周。

其他促进凝血的药物如氨甲环酸、卡巴克洛、酚磺乙胺、5-氨基己酸、巴曲酶、维生素 K、云南白药均可试用。对于肝素抗凝治疗引起的咯血或存在凝血功能障碍或肝功能不全者可用鱼精蛋白 50～100 mg 加入 25％葡萄糖注射液 40 mL 缓慢静脉注射,2 次/天,不能超过 3 天。

(四)支气管镜治疗

为控制出血,可在行支气管镜检查时局部给予止血药物。通常使用 1:20 000 的肾上腺素,还可试用凝血酶溶液。但这些治疗对大咯血的确切疗效尚不肯定,缺乏可靠循证医学的证据。

对于大咯血患者,可通过放入球囊导管至出血的支气管,充气阻塞出血的支气管,以防止血液吸入其他大气道,保证其畅通,维持通气、气体交换,防止发生呼吸衰竭甚至窒息。球囊的直径可视出血支气管的大小而灵活选择。近来有人设计了一种双腔止血球囊,通过气管镜活检腔道放置,可同时注入止血药物。留置后可将气管镜撤出,以方便球囊留置后再进入内镜观察出血情况。球囊阻塞治疗仅是临时性的治疗措施,长时间压迫可能会使支气管黏膜坏死,因此一般留置不超过 24 小时。

在支气管镜下还可通过电烧蚀、冷冻、激光等技术,对出血的病变进行直接的处理,从而达到止血的目的。对于出血部位位于支气管远端,支气管镜不能看到出血确切部位者,不宜使用电烧蚀或激光治疗,这可能会造成支气管的穿孔。这种情况下可使用镜体或球囊直接阻塞出血的支气管,达到止血目的。

(五)支气管动脉栓塞治疗

随着技术的逐渐成熟,应用支气管动脉栓塞治疗支气管大出血越来越普遍。通过选择性支气管动脉造影首先确定出血的血管。某些表现常提示为出血的部位,如造影剂从血管壁溢出或见到管径增粗或动脉瘤样扩张的扭曲血管。通过向出血部位的供应血管局部注入聚乙烯醇泡沫、异丁基-2-氰基丙烯酸盐、Gianturco steel coils 或可吸收的吸收性明胶海绵等颗粒来进行栓塞止血。这种治疗方法控制大咯血的成功率在 $64\% \sim 100\%$,但是 $16\% \sim 46\%$ 的患者会复发,但一般不会再出现大咯血。支气管动脉栓塞的失败率可达 13% ,主要是由于来自膈动脉、肋间动脉、内乳动脉或锁骨下动脉的吻合支的出血。支气管肺动脉栓塞的并发症主要包括血管穿孔、内膜撕裂、胸痛、发热、全身其他部位栓塞及神经系统并发症,另外栓塞本身也可引起咯血。如果发现脊髓前动脉自支气管动脉发出,则不能进行栓塞治疗,因可能导致脊髓梗死而致截瘫。应用同轴微导管系统可以减少这一并发症的出现。

(六)外科手术治疗

对于局部病变引起的出血可考虑外科手术治疗。报道的手术死亡率为 $1\% \sim 50\%$ 不等。对于呼吸功能储备不足或无法切除的肺癌,则不适合于外科手术治疗。一般仅在支气管动脉栓塞治疗不能进行或可能无效时才考虑外科手术切除,但主动脉瘤破裂、动静脉畸形、棘球蚴病、医源性肺动脉破裂、胸部外伤、支气管肺腺癌、其他治疗无效的足分枝菌病引起的危及生命的大咯血仍然以手术治疗为主。

(七)其他治疗

经各种治疗,咯血仍不能控制者,外科手术禁忌或无法进行,可考虑进行肺萎陷疗法。若出血部位明确,可采用人工气胸法,若出血部位未明或出血来自下肺者,可用人工气腹疗法。膈肌及胸膜粘连、严重心肺功能不全则不宜采用萎陷疗法。

第三章

感染性疾病

第一节 急性上呼吸道感染

急性上呼吸道感染是鼻腔、咽或喉部急性炎症的概称。患者不分年龄、性别、职业和地区。全年皆可发病,冬春季节多发,可通过含有病毒的飞沫或被污染的用具传播,多数为散发性,但常在气候突变时流行。由于病毒的类型较多,人体对各种病毒感染后产生的免疫力较弱且短暂,并且无交叉免疫,同时在健康人群中有病毒携带者,故一个人一年内可有多次发病。

急性上呼吸道感染 70%～80% 由病毒引起。主要有流感病毒(甲、乙、丙型)、副流感病毒、呼吸道合胞病毒、腺病毒、鼻病毒、埃可病毒、柯萨奇病毒、麻疹病毒、风疹病毒等。细菌感染可直接或继病毒感染之后发生,以溶血性链球菌为多见,其次为流感嗜血杆菌、肺炎链球菌和葡萄球菌等,偶见革兰阴性杆菌。其感染的主要表现为鼻炎、咽喉炎或扁桃体炎。

当有受凉、淋雨、过度疲劳等诱发因素,使全身或呼吸道局部防御功能降低时,原已存在于上呼吸道或从外界侵入的病毒或细菌可迅速繁殖,引起本病,尤其是老幼体弱或有慢性呼吸道疾病如鼻旁窦炎、扁桃体炎、慢性阻塞性肺疾病者更易罹患。

本病不仅具有较强的传染性,而且可引起严重并发症,应积极防治。

一、诊断标准

根据病史、流行情况、鼻咽部发生的症状和体征,结合周围血常规和胸部 X 线检查可做出临床诊断。进行细菌培养和病毒分离,或病毒血清学检查、免疫荧光法、酶联免疫吸附法、血凝抑制试验等,可能确定病因。

(一)临床表现

根据病因不同,临床表现可有不同的类型。

1.普通感冒

普通感冒俗称"伤风",又称急性鼻炎或上呼吸道卡他,以鼻咽部卡他症状为主要表现。成人多为鼻病毒引起,其次为副流感病毒、呼吸道合胞病毒、埃可病毒、柯萨奇病毒等。起病较急,初期有咽干、咽痒或烧灼感,发病同时或数小时后,可有喷嚏、鼻塞、流清水样鼻涕,2～3 天后变稠。可伴咽痛,有时由于耳咽管炎使听力减退,也可出现流泪、味觉迟钝、呼吸不畅、声嘶、轻微咳嗽等。一般无发热及全身症状,或仅有低热、不适、轻度畏寒和头痛。检查可见鼻腔黏膜充血、水肿、有分泌物,咽部轻度充血。如无并发症,一般 5～7 天后痊愈。

2.流行性感冒

流行性感冒简称"流感",是由流行性感冒病毒引起。潜伏期 1～2 天,最短数小时,最长 3 天。起病多急骤,症状变化很多,主要以全身中毒症状为主,呼吸道症状轻微或不明显。临床表现和轻重程度差异颇大。

(1)单纯型:最为常见,先有畏寒或寒战、发热,继之全身不适,腰背发酸、四肢疼痛,头昏、头痛。部分患者可出现食欲缺乏、恶心、便秘等消化道症状。发热可高达 39～40 ℃,一般持续 2～3 天。大部分患者有轻重不同的喷嚏、鼻塞、流涕、咽痛、干咳或伴有少量黏液痰,有时有胸骨后烧灼感、紧压感或疼痛。年老体弱的患者,症状消失后体力恢复慢,常感软弱无力、多汗,咳嗽可持续 1～2 周或更长。体格检查患者可呈重病容,衰弱无力,面部潮红,皮肤上偶有类似麻疹、猩红热、荨麻疹样皮疹,软腭上有时有点状红斑,鼻咽部充血水肿。本型中轻者,全身和呼吸道症状均不显著,病程仅 1～2 天,颇似一般感冒,单从临床表现颇难确诊。

(2)肺炎型:本型常发生在两岁以下的小儿,或原有慢性基础疾病,如二尖瓣狭窄、肺源性心脏病、免疫力低下以及孕妇、年老体弱者。其特点是在发病后24 小时内可出现高热、烦躁、呼吸困难、咯血痰和明显发绀。全肺可有呼吸音降低、湿啰音或哮鸣音,但无肺实变体征。X 线检查可见双肺广泛小结节性浸润,近肺门较多,肺周围较少。上述症状可进行性加重,抗生素无效。病程 1 周至1 个月余,大部分患者可逐渐恢复,也可因呼吸循环衰竭在 5～10 天内死亡。

(3)中毒型:较少见。肺部体征不明显,具有全身血管系统和神经系统损害,有时可有脑炎或脑膜炎表现。临床表现为高热不退、神志昏迷,成人常有谵妄,儿童可发生抽搐。少数患者由于血管神经系统紊乱或肾上腺出血,导致血压下降或休克。

(4)胃肠型:主要表现为恶心、呕吐和严重腹泻,病程 2～3 天,恢复迅速。

3.以咽炎为主要表现的感染

(1)病毒性咽炎和喉炎:由鼻病毒、腺病毒、流感病毒、副流感病毒以及肠病毒、呼吸道合胞病毒等引起。临床特征为咽部发痒和灼热感,疼痛不持久,也不突出。当有吞咽疼痛时,常提示有链球菌感染,咳嗽少见。急性喉炎多为流感病毒、副流感病毒及腺病毒等引起,临床特征为声嘶、讲话困难、咳嗽时疼痛,常有发热、咽炎或咳嗽。体检可见喉部水肿、充血,局部淋巴结轻度肿大和触痛,可闻及喘鸣音。

(2)疱疹性咽峡炎:常由柯萨奇病毒 A 引起,表现为明显咽痛、发热,病程约为 1 周。检查可见咽充血,软腭、悬腭垂、咽及扁桃体表面有灰白色疱疹及浅表溃疡,周围有红晕。多于夏季发病,多见于儿童,偶见于成人。

(3)咽结膜热:主要由腺病毒、柯萨奇病毒等引起。临床表现有发热、咽痛、畏光、流泪、咽及结膜明显充血。病程 4～6 天,常发生于夏季,游泳中传播。儿童多见。

(4)细菌性咽-扁桃体炎:多由溶血性链球菌引起,次为流感嗜血杆菌、肺炎链球菌、葡萄球菌等引起。起病急,明显咽痛、畏寒、发热,体温可达 39 ℃ 以上。检查可见咽部明显充血,扁桃体肿大、充血,表面有黄色点状渗出物,颌下淋巴结肿大、压痛,肺部无异常体征。

(二)实验室检查

1.血常规

病毒性感染,白细胞计数多为正常或偏低,淋巴细胞比例升高。细菌感染者白细胞计数和中性粒细胞增多以及核左移。

2.病毒和病毒抗原的测定

视需要可用免疫荧光法、酶联免疫吸附法、血清学诊断和病毒分离鉴定,以判断病毒的类型,区别病毒和细菌感染。细菌培养可判断细菌类型和进行药物敏感试验。

3.血清 PCT 测定

有条件的单位可检测血清 PCT,有助于鉴别病毒性和细菌性感染。

二、治疗原则

上呼吸道病毒感染目前尚无特殊抗病毒药物,通常以对症处理、休息、忌烟、多饮水、保持室内空气流通、防治继发细菌感染为主。

(一)对症治疗

可选用含有解热镇痛、减少鼻咽充血和分泌物、镇咳的抗感冒复合剂或中成药,如对乙酰氨基酚、双酚伪麻片、美扑伪麻片、银翘解毒片等。儿童忌用阿司匹林或含阿司匹林药物以及其他水杨酸制剂,因为,此类药物与流感的肝脏和神经系统并发症(Reye综合征)相关,偶可致死。

(二)支持治疗

休息、多饮水、注意营养,饮食要易于消化,特别在儿童和老年患者更应重视。密切观察和监测并发症,抗生素仅在明确或有充分证据提示继发细菌感染时有应用指征。

(三)抗流感病毒药物治疗

现有抗流感病毒药物有两类:即离子通道 M_2 阻滞剂和神经氨酸酶抑制剂。其中 M_2 阻滞剂只对甲型流感病毒有效,治疗患者中约有 30% 可分离到耐药毒株,而神经氨酸酶抑制剂对甲、乙型流感病毒均有很好作用,耐药发生率低。

1.离子通道 M_2 阻滞剂

金刚烷胺和金刚乙胺。

(1)用法和剂量:见表3-1。

表 3-1　金刚烷胺和金刚乙胺用法和剂量

药名	用法和剂量			
	1～9 岁	10～12 岁	13～16 岁	≥65 岁
金刚烷胺	5 mg/(kg・d)(最高 150 mg/d),分 2 次	100 mg,每天 2 次	100 mg,每天 2 次	≤100 mg/d
金刚乙胺	不推荐使用	不推荐使用	100 mg,每天 2 次	100 mg 或 200 mg/d

(2)不良反应:金刚烷胺和金刚乙胺可引起中枢神经系统和胃肠不良反应。中枢神经系统不良反应有神经质、焦虑、注意力不集中和轻微头痛等,其中金刚烷胺较金刚乙胺的发生率高。胃肠道反应主要表现为恶心和呕吐,这些不良反应一般较轻,停药后大多可迅速消失。

(3)肾功能不全患者的剂量调整:金刚烷胺的剂量在肌酐清除率≤50 mL/min 时酌情减少,并密切观察其不良反应,必要时可停药,血透对金刚烷胺清除的影响不大。肌酐清除率<10 mL/min 时,金刚乙胺推荐减为 100 mg/d。

2.神经氨酸酶抑制剂

目前有 2 个品种,即奥司他韦和扎那米韦。我国目前只有奥司他韦被批准临床使用。

(1)用法和剂量。①奥司他韦:成人 75 mg,每天 2 次,连服 5 天,应在症状出现 2 天内开始用药。儿童用法见表 3-2,1 岁以内不推荐使用。②扎那米韦:6 岁以上儿童及成人剂量均为每次吸入 10 mg,每天 2 次,连用 5 天,应在症状出现 2 天内开始用药。6 岁以下儿童不推荐使用。

表 3-2　儿童奥司他韦用量(mg)

药名	用量(kg)			
	<15 kg	16～23 kg	24～40 kg	>40 kg
奥司他韦	30	45	60	75

(2)不良反应:奥司他韦不良反应少,一般为恶心、呕吐等消化道症状,也有腹痛、头痛、头晕、失眠、咳嗽、乏力等不良反应的报道。扎那米韦吸入后最常见的不良反应有头痛、恶心、咽部不适、眩晕、鼻出血等。个别哮喘和COPD患者使用后可出现支气管痉挛和肺功能恶化。

(3)肾功能不全的患者无须调整扎那米韦的吸入剂量。对肌酐清除率 <30 mL/min 的患者,奥司他韦减量至 75 mg,每天 1 次。

(四)抗生素治疗

通常不需要抗生素治疗。如有细菌感染,可根据病原菌选用敏感的抗生素。经验用药,常选青霉素、第一代和第二代头孢菌素、大环内酯类或氟喹诺酮类。

第二节　急性气管-支气管炎

急性气管-支气管炎是由生物、物理、化学刺激或过敏等因素引起的气管-支气管黏膜的急性炎症。多为散发,年老体弱者易感。临床上主要表现为咳嗽、咳痰,一般为自限性,最终痊愈并恢复功能。

一、病因和发病机制

(一)感染

本病常发生于普通感冒或鼻、咽喉及气管、支气管的其他病毒感染之后,常伴有继发性细菌感染。引起急性支气管炎的病毒主要有腺病毒、冠状病毒、副流感病毒、呼吸道合胞病毒和单纯疱疹病毒,常见的细菌有流感嗜血杆菌、肺炎链球菌,支原体和衣原体也可引起急性感染性支气管炎。

(二)理化因素

各种粉尘、强酸、氨、某些挥发性有机溶剂、氯、硫化氢、二氧化硫及吸烟等均可刺激气管-支气管黏膜,引起急性损伤和炎症反应。

(三)变态反应

常见的变应原包括花粉、有机粉尘、真菌孢子、动物皮毛等;寄生虫卵在肺内移行也可以引起气管-支气管急性炎症。

二、病理

早期气管、支气管黏膜充血,之后出现黏膜水肿,黏膜下层白细胞浸润,伴有上皮细胞损伤,腺体肥大增生。

三、临床表现

(一)症状

急性起病。开始时表现为干咳,但数小时或数天后出现少量黏痰,随后出现较多的黏液或黏液脓性痰,明显的脓痰则提示合并细菌感染。部分患者有烧灼样胸骨后痛,咳嗽时加重。患者一般全身症状较轻,可有发热。咳嗽、咳痰一般持续 2～3 周。少数患者病情迁延不愈,可演变成慢性支气管炎。

(二)体征

如无合并症,急性支气管炎几乎无肺部体征,少数患者可能闻及散在干、湿性啰音,部位不固定。持续存在的胸部局部体征则提示支气管肺炎的发生。

四、实验室和其他检查

血液白细胞计数多正常。由细菌感染引起者,则白细胞计数及中性粒细胞百分比增高,血沉加快。痰培养可发现致病菌。X 线胸片常有肺纹理增强,也可无异常表现。

五、诊断

通常根据症状和体征,结合血象和X线胸片,可做出诊断。痰病毒和细菌检查有助于病因诊断。应注意与流行性感冒、急性上呼吸道感染鉴别。

六、治疗

(一)一般治疗

多休息,发热期间应鼓励患者饮水,一般应达到3~4 L/d。

(二)对症治疗

1.祛痰镇咳

咳嗽无痰或少痰的患者,可给予右美沙芬、喷托维林等镇咳药。有痰而不易咳出的患者,可选用盐酸氨溴索、溴己新化痰,也可进行雾化吸入。棕色合剂兼有镇咳和化痰两种作用,在临床上较为常用。也可选用中成药镇咳祛痰。

2.退热

发热可用解热镇痛药,如阿司匹林每次口服0.3~0.6 g,3次/天,必要时每4小时1次。或对乙酰氨基酚每次口服0.5~1.0 g,3~4次/天,1天总量不超过2 g。

3.抗菌药物治疗

抗生素只在有细菌感染时使用,可首选新大环内酯类或青霉素类,也可选用头孢菌素类或喹诺酮类。如症状持续、复发或病情异常严重时,应根据痰培养及药敏试验选择抗生素。

七、健康指导

增强体质,预防上呼吸道感染。治理空气污染,改善生活环境。

八、预后

绝大部分患者预后良好,少数患者可迁延不愈。

第三节　慢性支气管炎

慢性支气管炎是由感染或非感染因素引起气管、支气管黏膜及其周围组织的慢性非特异性炎症。临床上以慢性咳嗽、咳痰或气喘为主要症状。疾病不断进展,可并发阻塞性肺气肿、肺源性心脏病,严重影响劳动和健康。

一、病因和发病机制

病因尚未完全清楚,一般认为是多种因素长期相互作用的结果,这些因素可分为外因和内因两个方面。

(一)吸烟

大量研究证明吸烟与慢性支气管炎的发生有密切关系。吸烟时间越长,量越多,患病率也越高。戒烟可使症状减轻或消失,病情缓解,甚至痊愈。

(二)理化因素

理化因素包括刺激性烟雾、粉尘、大气污染(如二氧化硫、二氧化氮、氯气、臭氧等)的慢性刺激。这些有害气体的接触者慢性支气管炎患病率远较不接触者为高。

(三)感染因素

感染是慢性支气管炎发生、发展的重要因素,病毒感染以鼻病毒、黏液病毒、腺病毒和呼吸道合胞病毒为多见。细菌感染常继发于病毒感染之后,如肺炎链球菌、流感嗜血杆菌等。这些感染因素造成气管、支气管黏膜的损伤和慢性炎症。感染虽与慢性支气管炎的发病有密切关系,但目前尚无足够证据说明为首发病因,只认为是慢性支气管炎的继发感染和加剧病变发展的重要因素。

(四)气候

慢性支气管炎发病及急性加重常见于冬天寒冷季节,尤其是在气候突然变化时。寒冷空气可以刺激腺体,增加黏液分泌,使纤毛运动减弱,黏膜血管收缩,有利于继发感染。

(五)变态反应因素

变态反应因素主要与喘息性支气管炎的发生有关。在患者痰液中嗜酸性粒细胞数量与组胺含量都有增高倾向,说明部分病例与变态反应因素有关。尘埃、尘螨、细菌、真菌、寄生虫、花粉以及化学气体等,都可以成为变态反应因素而致病。

(六)呼吸道局部免疫功能降低及自主神经功能失调

该症状为慢性支气管炎发病提供内在的条件。老年人常因呼吸道的免疫功能减退,免疫球蛋白的减少,呼吸道防御功能退化等导致患病率较高。副交感神经反应增高时,微弱刺激即可引起支气管收缩痉挛,分泌物增多,而产生咳嗽、咳痰、气喘等症状。

综上所述,当机体抵抗力减弱时,呼吸道在不同程度易感性的基础上,有一种或多种外因的存在,长期反复作用,可发展成为慢性支气管炎。如长期吸烟损害呼吸道黏膜,加上微生物的反复感染,可发生慢性支气管炎。

二、病理

由于炎症反复发作,引起上皮细胞变性、坏死和鳞状上皮化生,纤毛变短、参差不齐或稀疏脱落。黏液腺泡明显增多,腺管扩张,杯状细胞也明显增生。支气管壁有各种炎性细胞浸润、充血、水肿和纤维增生。支气管黏膜发生溃疡,肉芽组织增生,严重者支气管平滑肌和弹性纤维也遭破坏以致机化,引起管腔狭窄。

三、临床表现

(一)症状

起病缓慢,病程长,常反复急性发作而逐渐加重。主要表现为慢性咳嗽、咳痰、喘息。开始症状轻微,气候变冷或感冒时,则引起急性发作,这时患者咳嗽、咳痰、喘息等症状加重。

1.咳嗽

主要由支气管黏膜充血、水肿或分泌物积聚于支气管腔内而引起咳嗽。咳嗽严重程度视病情而定,一般晨间和晚间睡前咳嗽较重,有阵咳或排痰,白天则较轻。

2.咳痰

痰液一般为白色黏液或浆液泡沫性,偶可带血。起床后或体位变动可刺激排痰,因此,常以清晨排痰较多。急性发作伴有细菌感染时,则变为黏液脓性痰,咳嗽和痰量也随之增加。

3.喘息或气急

喘息性慢性支气管炎可有喘息,常伴有哮鸣音。早期无气急。反复发作数年,并发阻塞性肺气肿时,可伴有轻重程度不等的气急,严重时生活难以自理。

(二)体征

早期可无任何异常体征。急性发作期可有散在的干、湿性啰音,多在背部及肺底部,咳嗽后可减少或消失。喘息型可听到哮鸣音及呼气延长,而且不易完全消失。并发肺气肿时有肺气肿体征。

四、实验室和其他检查

(一)X线检查

早期可无异常。病变反复发作,可见两肺纹理增粗、紊乱,呈网状或条索状、斑点状阴影,以下肺野较明显。

(二)呼吸功能检查

早期常无异常。如有小呼吸道阻塞,最大呼气流速-容积曲线在 75% 和 50% 肺容量时,流量明显降低,它比第一秒用力呼气容积更为敏感。发展到呼吸道狭窄或有阻塞时,常有阻塞性通气功能障碍的肺功能表现,如第一秒用力呼气量占用力肺活量的比值减少(<70%),最大通气量减少(低于预计值的 80%);流速-容量曲线降低更为明显。

(三)血液检查

慢支急性发作期或并发肺部感染时,可见白细胞计数及中性粒细胞占比增多。喘息型者嗜酸性粒细胞可增多。缓解期多无变化。

(四)痰液检查

涂片或培养可见致病菌。涂片中可见大量中性粒细胞,已破坏的杯状细胞,喘息型者常见较多的嗜酸性粒细胞。

五、诊断和鉴别诊断

(一)诊断标准

根据咳嗽、咳痰或伴喘息,每年发病持续 3 个月,连续 2 年或以上,并排除其他引起慢性咳嗽的心、肺疾病,可做出诊断。如每年发病持续不足 3 个月,而有明确的客观检查依据(如 X 线片、呼吸功能等)也可诊断。

(二)分型、分期

1.分型

可分为单纯型和喘息型两型。单纯型的主要表现为咳嗽、咳痰;喘息型者除有咳嗽、咳痰外尚有喘息,伴有哮鸣音,喘鸣在阵咳时加剧,睡眠时明显。

2.分期

按病情进展可分为 3 期。急性发作期是指"咳""痰""喘"等症状任何一项明显加剧,痰量明显增加并出现脓性或黏液脓性痰,或伴有发热等炎症表现 1 周之内。慢性迁延期是指有不同程度的"咳""痰""喘"症状迁延1个月以上者。临床缓解期是指经治疗或临床缓解,症状基本消失或偶有轻微咳嗽少量痰液,保持2个月以上者。

(三)鉴别诊断

慢性支气管炎需与下列疾病相鉴别。

1.支气管哮喘

常于幼年或青年突然起病,一般无慢性咳嗽、咳痰史,以发作性、呼气性呼吸困难为特征。发作时两肺布满哮鸣音,缓解后可无症状。常有个人或家族过敏性疾病史。喘息型慢性支气管炎多见于中、老年,一般以咳嗽、咳痰伴发喘息及哮鸣音为主要症状,感染控制后症状多可缓解,但肺部可听到哮鸣音。典型病例不难区别,但哮喘并发慢性支气管炎和/或肺气肿则难以区别。

2.咳嗽变异性哮喘

以刺激性咳嗽为特征,常由受到灰尘、油烟、冷空气等刺激而诱发,多有家族史或过敏史。抗生素治疗无效,支气管激发试验阳性。

3.支气管扩张

具有咳嗽、咳痰反复发作的特点,合并感染时有大量脓痰,或反复咯血。肺部以湿啰音为主,可有杵状指(趾)。X线检查常见下肺纹理粗乱或呈卷发状。支气管造影或CT检查可以鉴别。

4.肺结核

多有发热、乏力、盗汗、消瘦等结核中毒症状,咳嗽、咯血等以及局部症状。经X线检查和痰结核菌检查可以明确诊断。

5.肺癌

患者年龄常在40岁以上,特别是有多年吸烟史,发生刺激性咳嗽,常有反复发生或持续的血痰,或者慢性咳嗽性质发生改变。X线检查可发现有块状阴影或结节状影或阻塞性肺炎。用抗生素治疗,未能完全消散,应考虑肺癌的可能,痰脱落细胞检查或经纤维支镜活检一般可明确诊断。

6.肺尘埃沉着病

有粉尘等职业接触史。X线检查肺部可见硅结节,肺门阴影扩大及网状纹理增多,可做出诊断。

六、治疗

在急性发作期和慢性迁延期应以控制感染和祛痰、镇咳为主。伴发喘息时,应予解痉平喘治疗。对临床缓解期宜加强锻炼，增强体质，提高机体抵抗力，预防复发为主。

(一)急性发作期的治疗

1.控制感染

根据致病菌和感染严重程度或药敏试验选择抗生素。轻者可口服，较重患者用肌内注射或静脉滴注抗生素。常用的有喹诺酮类、头孢菌素类、大环内酯类、β-内酰胺类或磺胺类口服，如左氧氟沙星 0.4 g，1 次/天；罗红霉素 0.3 g，2 次/天；阿莫西林 2～4 g/d，分 2～4 次口服；头孢呋辛 1.0 g/d，分 2 次口服；复方磺胺甲噁唑 2 片，2 次/天。能单独应用窄谱抗生素时应尽量避免使用广谱抗生素，以免二重感染或产生耐药菌株。

2.祛痰、镇咳

可改善患者症状，迁延期仍应坚持用药。可选用氯化铵合剂 10 mL，3 次/天；也可加用溴己新 8～16 mg，3 次/天；盐酸氨溴索 30 mg，3 次/天。干咳则可选用镇咳药，如右美沙芬、那可丁等。中成药镇咳也有一定效果。对年老体弱无力咳痰者或痰量较多者，更应以祛痰为主，协助排痰，畅通呼吸道。应避免应用强的镇咳药，如可待因等，以免抑制中枢，加重呼吸道阻塞和炎症，导致病情恶化。

3.解痉、平喘

主要用于喘息明显的患者，常选用氨茶碱 0.1 g，3 次/天，或用茶碱控释药；也可用特布他林、沙丁胺醇等 β_2 激动药加糖皮质激素吸入。

4.气雾疗法

对于痰液黏稠不易咳出的患者，雾化吸入可稀释气管内的分泌物，有利排痰。目前主要用超声雾化吸入，吸入液中可加入抗生素及痰液稀释药。

(二)缓解期治疗

(1)加强锻炼，增强体质，提高免疫功能，加强个人卫生，注意预防呼吸道感染，如感冒流行季节避免到拥挤的公共场所，出门戴口罩等。

(2)避免各种诱发因素的接触和吸入，如戒烟、脱离接触有害气体的工作岗位等。

(3)反复呼吸道感染者可试用免疫调节药或中医中药治疗，如卡介苗、多糖核酸、胸腺素等。

第四节 弥漫性泛细支气管炎

弥漫性泛细支气管炎(diffuse panbronchiolitis,DPB)是以两肺弥漫性呼吸性细支气管及其周围慢性炎症为特征的独立性疾病。目前认为 DPB 是东亚地区所特有的人种特异性疾病。DPB 的病理学特点为以呼吸性细支气管为中心的细支气管炎及细支气管周围炎,因炎症累及呼吸性细支气管壁的全层,故称之为弥漫泛细支气管炎。临床表现主要为慢性咳嗽、咳痰、活动后呼吸困难。胸部听诊可闻及间断性啰音。80%以上的 DPB 患者合并或既往有慢性鼻旁窦炎。胸部 X 线可见两肺弥漫性颗粒样结节状阴影,尤其胸部 CT 扫描显示两肺弥漫性小叶中心性颗粒样结节状阴影对协助诊断具有重要意义。肺功能检查主要为阻塞性通气功能障碍,但早期出现低氧血症,而弥散功能通常在正常范围内。实验室检查血清冷凝集试验效价升高,多在 1∶64 以上。本病是一种可治性疾病,治疗首选红霉素等大环内酯类,疗效显著。

一、流行病学

1969 年日本学者山中根据病理学改变首次报道了 DPB。20 世纪 70 年代本间等从临床提出 DPB 为一种独立性疾病。20 世纪 90 年代初欧美教科书对 DPB 加以描述,使其成为世界公认的新疾病。1980 年日本开始 DPB 流行病学调查,80 年代初调查结果推测日本 DPB 的发病率为 11.1/10 万,1995 年为3.4/10 万。目前 DPB 最多见于日本,自 1992 年开始在东亚地区如韩国、中国等也有报道,然而欧美报道的病例极少且其中约 50%是亚洲人种。我国 1996 年首次报道明确诊断的 DPB,以后陆续报道了一些病例,但至今我国仍无流行病学调查资料。最近研究表明 DPB 是东亚地区所特有的人种特异性疾病。

二、病因

DPB 的病因至今不明,但可能与以下因素有关。

(一)遗传因素

近年研究表明 DPB 发病有明显的人种差别,且部分患者有家族发病。此外,84.8%的 DPB 患者合并有慢性鼻旁窦炎或家族内鼻旁窦炎支气管综合征(sino bronchial syndrome,SBS),因此有学者推测遗传因素可能是 DPB 及其与慢性鼻旁窦炎相关性的发病基础。目前认为 DPB 可能是一种具有多基因遗传倾向的呼吸系统疾病。最近研究结果表明,DPB 与人体白细胞抗原基因(HLA)密切相关,日本 DPB 患者与 HLA-B54 基因有高度的相关性;而在韩国 DPB 患者与 HLA-A11 有高度的相关性。有报道我国 DPB 患者可能与 HLA-B54 及 HLA-A11 有一定相关性。2000 年,Keicho 等认为 DPB 的易感基因存在于第 6 染色体短臂上的 HLA-B 位点和 A 位点之间,距离 B 位点 300 kb 处为中心的范围内。最近研究推测 DPB 发病可能与 TAP 基因、白介素-8 基因(IL-8)、CETR 基因以及与黏蛋白基因(MUC5B)有关。

(二)慢性气道炎症与免疫系统异常

部分 DPB 患者支气管肺泡灌洗液(BALF)中中性粒细胞、IL-8 及白三烯 B4 等均明显升高提示本病存在慢性气道炎症病变。此外,以下因素提示本病可能与免疫系统功能障碍有关:①血冷凝集试验效价升高以及部分患者 IgA 增高;②病理检查显示呼吸性细支气管区域主要为淋巴细胞、浆细胞浸润和聚集;③DPB 患者 BALF 中 CD8 淋巴细胞总数增高;④部分 DPB 患者与类风湿关节炎、成人 T 细胞白血病、非霍奇金淋巴瘤等并存。

(三)感染

DPB 患者常合并铜绿假单胞菌感染,但铜绿假单胞菌是 DPB 的病因还是继发感染尚不清楚。有报道应用铜绿假单胞菌接种到动物气道内可成功建立 DPB 动物模型。也有人认为由于细菌停滞于气道黏膜上,引起由铜绿假单胞菌产生的弹性硬蛋白酶和一些炎症介质的生成,可能是造成 DPB 气道上皮细胞的损伤和气道炎症的原因。

三、病理

DPB 的病理学特征为以两肺呼吸性细支气管为中心的细支气管炎及细支气管周围炎。因炎症病变累及两肺呼吸性细支气管的全层,故称之为弥漫性泛细支气管炎。

大体标本肉眼观察肺表面及切面均可见弥漫性分布的浅黄色或灰白色 2～3 mm 的小结节,结节大小较均匀,位于呼吸性细支气管区域,以两肺下叶多见。通常显示肺过度充气。镜下可见在呼吸性细支气管区域有淋巴细胞、浆细胞、组织细胞等圆形细胞的浸润,导致管壁增厚,常伴有淋巴滤泡增生。由于息肉样肉芽组织充填于呼吸性细支气管腔内,导致管壁狭窄或闭塞;呼吸性细支气管壁及周围的肺间质、肺泡隔、肺泡腔内可见吞噬脂肪的泡沫细胞聚集。病情进展部分患者可见支气管及细支气管扩张和末梢气腔的过度膨胀。有日本学者提出以下DPB病理诊断标准：①病变为累及两肺的弥漫性慢性气道炎症；②慢性炎症以细支气管及肺小叶中心部为主；③呼吸性细支气管壁、肺泡壁及肺泡间质泡沫细胞聚集和淋巴细胞浸润。

四、临床表现

本病常隐匿缓慢发病。发病可见于任何年龄，但多见于 40～50 岁的成年人。发病无性别差异。临床表现如下。

(一)症状

症状主要为慢性咳嗽、咳痰、活动后呼吸困难。首发症状常为咳嗽、咳痰，逐渐出现活动后呼吸困难。患者常在疾病早期反复合并有下呼吸道感染，咳大量脓性痰，而且痰量异常增多，每天咳痰量可达数百毫升。如不能及时治疗，病情呈进行性进展，可发展为继发性支气管扩张，呼吸衰竭，肺动脉高压和肺源性心脏病。

(二)体征

胸部听诊可闻及间断性湿啰音或粗糙的捻发音，有时可闻及干啰音或哮鸣音，尤以两下肺明显。啰音的多少主要决定于支气管扩张及气道感染等病变的程度。祛痰药物或抗生素治疗后，啰音均可减少。部分患者因存在支气管扩张可有杵状指。

(三)合并慢性鼻窦炎

80％以上 DPB 患者都合并有或既往有慢性鼻旁窦炎，部分患者有鼻塞、流脓涕或嗅觉减退等，但有些患者无症状，仅在进行影像学检查时被发现。如疑诊为 DPB 患者，应常规拍摄鼻窦 X 线或鼻窦 CT。

五、辅助检查

(一)胸部 X 线/肺部 CT 检查

胸部 X 线可见两肺野弥漫性散在分布的边缘不清的颗粒样结节状阴影，直径在 2～5 mm，多在2 mm 以下，以两下肺野显著，常伴有肺过度膨胀。随病情进展，常可见肺过度膨胀及支气管扩张的双轨征。

肺部 CT 或胸部 HRCT 特征：①两肺弥漫性小叶中心性颗粒状结节影；②结节与近端支气管血管束的细线相连形成"Y"字形树芽征；③病情进展细小支气管扩张呈小环状或管状影，伴有管壁增厚。HRCT 的这种特征性改变是诊断 DPB 非常重要的影像学依据。影像学显示的颗粒样小结节状阴影为呼吸性细支气管区域的炎性病变所致,随着病情加重或经大环内酯类抗生素治疗后,小结节状阴影可扩大或缩小乃至消失。

(二)肺功能检查及血气分析

肺功能主要为阻塞性通气功能障碍,病情进展可伴有肺活量下降,残气量(率)增加,但通常弥散功能在正常范围内。部分患者可伴有轻、中度的限制性通气功能障碍或混合性通气功能障碍。一秒用力呼气容积与用力肺活量比值(FEV_1/FVC)$<$70%,肺活量占预计值的百分比(VC%)$<$80%。残气量占预计值的百分比(RV%)$>$150%或残气量占肺总量的百分比(RV/TLC%)$>$45%。在日本早期的 DPB 诊断指标中,曾要求在以上肺功能检查中至少应具备三项,但弥散功能和肺顺应性通常在正常范围内,这对于我国临床诊断 DPB 患者有一定的参考价值。动脉血氧分压(PaO_2)$<$10.7 kPa(80 mmHg),发病初期就可以发生低氧血症,进展期可有高碳酸血症。

(三)实验室检查

日本 DPB 患者 90%血清冷凝集试验效价升高,多在 1:64 以上,但支原体抗体多为阴性。我国患者冷凝集试验阳性率较低。部分患者可有血清 IgA、IgM 和血 CD4/CD8 比值增高,γ-球蛋白增高,血沉增快,类风湿因子阳性,但非特异性。部分患者可有血清 HLA-B54 或 HLA-A11 阳性。痰细菌学检查可发现起病初期痰中多为流感嗜血杆菌及肺炎链球菌,晚期多为铜绿假单胞菌感染。

(四)慢性鼻旁窦炎的检查

慢性鼻旁窦炎可选择鼻窦 X 线或鼻窦 CT 检查,以确定有无鼻旁窦炎。受累部位可为单侧或双侧上颌窦、筛窦、额窦等。

(五)病理检查

病理检查是确诊 DPB 的"金标准"。如果肺活检能发现典型的 DPB 病理学改变即可确诊。经支气管镜肺活检(TBLB)方法简便且安全,但常因标本取材少,而且不一定能取到呼吸性细支气管肺组织,有一定的局限性。如欲提高检出率,应在 TBLB 检查时,取 3～5 块肺组织,如仍不能确诊,应行胸腔镜下肺活检或开胸肺活检,可提高本病的确诊率。

六、诊断标准

(一)临床诊断标准

日本于 1980 年首次推出 DPB 诊断标准后,厚生省于 1995 年进行了修改,1998 年其再次对 DPB 临床诊断标准进行了重新修改。目前日本和我国均使用 1998 年修改的临床诊断标准。DPB 临床诊断标准(1998 年日本厚生省)如下。

(1)必要条件:①持续咳嗽、咳痰、活动后呼吸困难;②影像学确定的慢性鼻旁窦炎或有明确的既往史;③胸部 X 线可见弥漫性分布的两肺颗粒样结节状阴影或胸部 CT 见两肺弥漫性小叶中心性颗粒样结节状阴影。

(2)参考条件:①胸部间断性湿啰音;②第 1 秒用力呼气容积与用力肺活量比值($FEV_1/FVC\%$)$<70\%$ 以及动脉血氧分压(PaO_2)<10.7 kPa(80 mmHg);③血清冷凝集试验效价$>1:64$。

(3)临床诊断。①临床确诊:符合必要条件①+②+③加参考条件中的 2 项以上;②临床拟诊:符合必要条件①+②+③;③临床疑似诊断:符合必要条件①+②。

(二)病理确诊

肺组织病理学检查是诊断 DPB 的"金标准"。肺活检如能发现前述典型的 DPB 病理学改变即可确诊。

(三)鉴别诊断

本病应与慢性支气管炎和慢性阻塞性肺气肿、支气管扩张症、阻塞性细支气管炎(BO)、肺间质纤维化、支气管哮喘、囊性纤维化、肺尘埃沉着病、粟粒肺结核、支气管肺泡癌等相鉴别。

1.慢性阻塞性肺疾病

本病主要临床特点为长期咳嗽、咳痰或伴有喘息,晚期有呼吸困难,在冬季症状加重。患者多有长期较大量吸烟史。多见于老年男性。胸部 X 线可出现肺纹理增多、紊乱,呈条索状、斑点状阴影,以双下肺野明显。晚期肺充气过度,肺容积扩大,肋骨平举,肋间隙增宽,横膈低平下移,心影呈垂滴形,部分患者有肺大疱。胸部 CT 检查可确定小叶中心型或全小叶型肺气肿。肺功能检查为阻塞性通气功能障碍,$FEV_1/FVC\%$下降和残气量(RV)增加更为显著,弥散功能可有降低。COPD 的病理改变为终末细支气管远端气腔持续性不均、扩大及肺泡壁的破坏,而 DPB 病理为局灶性肺充气过度,极少有肺泡破坏。DPB 80% 以上患者存在慢性副鼻旁窦炎,大部分患者血清冷凝集试验效价增高,而且 DPB 患者的肺弥散功能和顺应性通常在正常范围,此外,DPB 影像学胸部 X 线可见弥漫性分布两肺的颗粒样结节状阴影或胸部 CT 可见两肺弥漫性小叶中心性颗粒样结节状阴影也与 COPD 不同,可资鉴别。

2.支气管扩张症

本病主要症状为慢性咳嗽、咳痰和反复咯血。肺部可闻及固定性持续不变的湿性啰音。本病胸部 HRCT 可见多发囊状阴影及明确均匀的壁,然而支气管扩张的囊状阴影一般按支气管树分布,位于肺周围者较少,囊壁较厚,同时可见呈轨道征或迂曲扩张的支气管阴影。DPB 患者一般无咯血,晚期患者胸部 X 线可有细支气管扩张改变,但 DPB 影像学主要表现为两肺弥漫性分布的颗粒样结节状阴影。对可疑患者应进一步检查有无慢性副鼻旁窦炎和血清冷凝集试验效价等,以除外在 DPB 的基础上合并继发性支气管扩张症。

3.阻塞性细支气管炎(BO)

本病是一种小气道疾病。临床表现为急速进行性呼吸困难,肺部可闻及高调的吸气中期干鸣音;X 线提示肺过度通气,但无浸润影,也很少有支气管扩张;肺功能显示阻塞性通气功能障碍,而弥散功能正常;肺组织活检显示直径为 1~6 mm 的小支气管和细支气管的瘢痕狭窄和闭塞,管腔内无肉芽组织息肉,而且肺泡管和肺泡正常。DPB 患者起病缓慢,先有慢性咳嗽、咳痰史,活动时呼吸困难逐渐发生。胸部听诊多为间断性湿啰音。胸部 X 线检查可见弥漫性分布的两肺颗粒样结节状阴影,HRCT 可见两肺弥漫性小叶中心性颗粒样结节阴影,与 BO 不同。此外,病理改变也与阻塞性细支气管炎不同,故可以鉴别。

4.肺间质纤维化

本病最主要的症状是进行性加重的呼吸困难,其次为干咳。体征上本病有半数以上的患者双肺可闻及 Velcro 啰音。胸片主要为间质性改变,早期可有磨玻璃样阴影,此后可出现细结节样或网状结节影,易与 DPB 混淆,但肺间质纤维化有肺容积的缩小和网状、蜂窝状阴影。此外,肺间质纤维化有明显的肺弥散功能降低,而且病理可以与 DPB 不同,可资鉴别。

七、治疗

1987 年,日本工藤翔二等发现红霉素等大环内酯类药物治疗 DPB 具有显著疗效。目前红霉素、克拉霉素及罗红霉素等大环内酯类药物已成为 DPB 的基本疗法。大环内酯类药物阿奇霉素可能也有效,但尚需更多病例观察来证实。本病一旦确诊后应尽早开始治疗。2000年,日本厚生省重新修改了DPB的治疗指南。

(一)治疗方案

1.一线治疗

日本方案:红霉素400~600 mg/d,分2次口服。我国红霉素剂型不同于日本,具体方案:红霉素250 mg,每天口服2次。用药期间应注意复查肝功能等。如果存在以下情况可选用二线治疗药物:①存在红霉素的不良反应;②药物相互拮抗作用;③使用红霉素治疗1~3个月无效者。

2.二线治疗

日本方案:克拉霉素200~400 mg/d,或服用罗红霉素150~300 mg/d,每天口服1~2次。我国具体方案:克拉霉素250~500 mg/d,每天口服1~2次;罗红霉素150~300 mg/d,每天口服1~2次。用药期间应监测肝功能等不良反应。

(二)疗效评估及疗程

在用药后1~3个月,评估临床症状并行肺功能、动脉血气分析及胸部影像学检查,以确定是否有效。如有效(临床症状、肺功能、血气分析及胸部影像学改善),可继续使用红霉素或克拉霉素或罗红霉素,用药至少需要6个月。服药6个月后如果仍有临床症状应继续服用以上药物2年。如应用以上药物治疗3个月以上仍无效者应考虑是否为DPB患者,应谨慎排除其他疾病的可能。

(三)停药时间

(1)早期DPB患者,经6个月治疗后病情恢复正常者可考虑停药。

(2)进展期DPB患者,经2年治疗后病情稳定者可以停药。停药后复发者再用药仍有效。

(3)DPB伴有严重肺功能障碍或广泛支气管扩张或伴有呼吸衰竭的患者,需长期给药,疗程不少于2年。

(四)DPB急性发作期治疗

如果DPB患者出现发热、咳脓痰、痰量增加等急性加重情况时,多为铜绿假单胞菌等细菌导致支气管扩张合并感染,此时应加用其他抗生素,如β-内酰胺类/酶抑制药或头孢三代或氟喹诺酮类抗生素等,或根据痰培养结果选择抗生素。

(五)其他辅助治疗

其他辅助治疗包括使用祛痰药和支气管扩张药,有低氧血症时进行氧疗。

第五节　闭塞性细支气管炎伴机化性肺炎

闭塞性细支气管炎伴机化性肺炎(BOOP)以小气道内肉芽组织机化闭塞为突出表现,包括结缔组织增生形成腔内息肉,纤维渗出,肺泡内巨噬细胞聚集,肺泡壁炎症,但肺组织结构完整。现认为称隐源性机化性肺炎(COP)更合适。多见于50～60岁,但也可发生于21～80岁患者,男女性别无差异,与吸烟关系不大。临床表现差异较大,大多数发病呈亚急性,通常病程在1～6个月。糖皮质激素疗效好,约2/3患者经治疗后临床和病理生理异常可完全恢复正常,因病情进展而死亡者少。

一、病因和分类

(1)特发性 BOOP 最多见。

(2)与已知病因的疾病有关的 BOOP:如感染(细菌、病毒、寄生虫和真菌),药物(金制剂、甲氨蝶呤、头孢霉素、胺碘酮和博来霉素等)及胸部放射治疗(简称放疗)后。

(3)与未知病因的疾病有关的 BOOP:结缔组织疾病[如类风湿关节炎、干燥综合征常见,系统性红斑狼疮(SLE)和系统性硬化较少],骨髓移植或肺移植(10%的患者可发生)、淋巴瘤、白血病、慢性甲状腺炎、酒精性肝硬化等。

二、诊断

(一)临床表现

1.流感样前驱症状

如发热、咽痛、干咳、浑身不适、呼吸困难(以活动后明显)。

2.体征

约1/4的患者查体无阳性发现,多数(2/3)患者可闻吸气 Velero 啰音,发绀及杵状指少见。

(二)实验室检查

1.胸部 X 线及 HRCT

(1)双侧多发性片状实变影最常见,且最具特征性,阴影可游走,也可见到磨玻璃样改变,但较非特异性间质性脑炎(NSIP)少。

（2）双侧弥漫性不对称网格样间质渗出,伴斑片状肺泡浸润或网格结节样改变,但无蜂窝样改变。很少导致肺结构畸形。

（3）孤立的局灶性肺炎型病灶多位于上肺,阴影内常显示"空气-支气管造影"征,偶有空洞。常需手术探查方可确诊。

2.常规实验室检查

血沉显著增快,可达 100 mm/h,其中大于 60 mm/h 的约占 30％;C-反应蛋白增加;白细胞及中性粒细胞计数轻度到中度增加;自身抗体阴性或轻度阳性,与典型自身免疫性疾病不一样。

3.肺功能

轻或中度限制性通气功能障碍和 CO 弥散量降低,偶可正常。虽有"闭塞性"细支气管炎之称,但并无阻塞性通气功能改变。

4.BALF

淋巴细胞(20％～40％)、中性粒细胞(10％)及嗜酸性粒细胞(5％)混合性增加,在多发性肺泡渗出型具有相当的特殊性。巨噬细胞减少且常有"空泡"状改变(泡沫状巨噬细胞),CD4/CD8 下降。

5.肺活检

病理特点为细支气管、肺泡管、肺泡腔内肉芽组织增生形成肉芽或栓子(Masson 小体),肉芽可从一个肺泡通过 Kohn 孔扩展到邻近肺泡,形成"蝴蝶"。肺泡腔内空泡样巨噬细胞聚集、肺泡壁炎症、纤维蛋白渗出、黏液样结缔组织形成圆球。

6.其他

肾上腺皮质激素治疗效果明显。临床上不支持肺结核、支原体和真菌等肺部感染,抗生素治疗无效。

三、鉴别诊断

(一)特发性肺间质纤维化(IPF)

与 BOOP 临床表现极为相似。但 IPF 全身症状相对较重,有较多、较密的细湿啰音,杵状指多见,血沉较低;BALF 中淋巴细胞不多;X 线及 CT 主要表现为间质性改变,常有肺容积降低及蜂窝肺;对皮质激素治疗反应欠佳。

(二)慢性嗜酸性粒细胞肺炎(CEP)

两者都有嗜酸性粒细胞增加,但 BOOP 很少超过 10％;病理特点:肺泡腔内和基质内有较多的嗜酸性粒细胞浸润。

(三)外源性过敏性肺泡炎

农民,种植蘑菇、养鸟、饲养家禽人员;安装湿化器或空调器的办公人员;吸入诱发试验;抗体补体血清学检查大多可查出抗致病抗原的沉淀抗体。

(四)闭塞性细支气管炎(BO)

闭塞性细支气管炎(BO)是一种真正的小气道疾病,与 BOOP 在临床上和病理学上完全不同,常有因狭窄、瘢痕收缩所致的气道阻塞,但管腔内无息肉。其特点如下:快速进行性呼吸困难,肺部闻及高调吸气中期干鸣音;胸部 X 线显示过度充气,无浸润阴影;肺功能显示阻塞性通气功能障碍,CO 弥散功能正常;病理:可见直径1~6 mm 的小支气管和细支气管的瘢痕狭窄及闭塞腔内无肉芽组织,肺泡管及肺泡正常。

四、治疗

(一)糖皮质激素

糖皮质激素为首选的药物,疗效甚好,用后临床表现可在 48 小时内好转,大部分在治疗 1 周后出现明显的临床症状的改善,但影像学完全正常则需数周。其剂量差异较大,泼尼松 0.75~1.5 mg/(kg·d),可因减量出现复发,疗程因人而异,对反复复发者应相应延长治疗时间,常需 6~12 个月。

(二)免疫抑制药

免疫抑制药常与糖皮质激素联合使用,如环磷酰胺(CTX)或甲氨蝶呤(MTX)。

(三)大环内酯类

大环内酯类如红霉素、罗红霉素及阿奇霉素,报道认为长期小剂量治疗病情可逐渐好转。

第四章

弥漫性肺部疾病

第一节 结 节 病

一、流行病学

结节病发生于世界各国,发病率因地域、人种及环境不同,差异较大,欧洲发病率最高,非洲及亚洲则较低,波动于 1/10 万～50/10 万。黑人多于白人,美国白人发病率 10.9/10 万,而美国的黑人发病率高达 35.5/10 万。寒冷地区发病率高,如日本的寒、温、亚热带地区发病率之比是4:2:1。近年来日本和我国的发患者数明显增多,自 1982 年中华结核和呼吸杂志编委会综合报道北京地区 129 例后,2001 年文献报道累计超过 3 000 例。结节病可发生于任何年龄,文献报道多见于青、中年,女性多于男性。在日本和斯堪的纳维亚的结节患者,50 岁以上的女性是发病的第二高峰。卫健委北京医院(以下简称北京医院)经病理确诊的胸内结节病 121 例中,男性 37 例、女性 84 例。按确诊时统计,15 岁及 17 岁各 1 例、21～35 岁 24 例、36～49 岁 48 例、50～59岁 27 例、60～70岁 16 例、71～75 岁 4 例。35 岁以下青年占21.5%、36～59 岁中年占 62%。

二、病因

结节病的病因迄今未明。目前认为遗传、感染、化学因素、环境及职业、自身免疫反应等均可能为本病的潜在病因,但缺乏确切证据说明它们与结节病发病有直接关系;其中遗传因素的客观证据较多;结节病的易感性及临床表现、自然病程、严重程度和预后,与人类白细胞组织相容性抗原(HLA)的不同等位基因具有相关性。如急性起病伴结节性红斑及关节炎者,*HLA-B8* 出现频率高,结节病性眼葡萄膜炎患者的 *HLA-B27*,检出率较其他葡萄膜炎高。英国报道 10% 结节患者有家族遗传史,62 例患者中,含 5 对双胞胎(4 对为单卵孪生)。北京医院诊治过 6 例有血缘关系的结节患者(同胞兄妹及同胞姐妹各 2 例、母女 2 例)。该 6 例发病前 5 年内均分居两地,可排除环境职业因素。他们的 HLA 检测结果:仅姐妹俩人均被检出 *HLA-A11*,余 4 例的 HLA 型分散无规律。结节病发病的种族差异和家族聚集现象均提示结节病的遗传倾向。但国内外有关报道差异较大,缺乏显著一致性,可能与 HLA 表型不同、易感基因呈多态性分布有关。总之,遗传因素在结节病发病中的作用,仍存在争议。

三、病理组织学改变

结节病的基本病理改变是由类上皮细胞、巨噬细胞、散在的多核巨细胞(郎汉斯细胞及异物巨细胞)和淋巴细胞组成的境界清楚,无干酪样坏死的肉芽肿。有时巨细胞内可见两种包涵体(星形体和舒曼体)。早期病变,结节形态结构单一、大小一致且分布均匀。晚期病变可见结节互相融合,并见纤维化及玻璃样变性。病理诊断采用除外性诊断方法,需排除一切与结节病相似的肉芽肿性疾病,如结核、非典型分枝杆菌病、真菌感染、布鲁氏菌病及铍病等疾病。结合临床特点,方能做出结节病诊断。病理标本应常规进行抗酸染色及免疫组化检查。

四、免疫学改变与发病机制

因结节病病因未明,很难用精辟简练的文字,阐明该病的发病机制。多数学者认为,当未知抗原进入人体后,被肺泡巨噬细胞(AM)吞噬,由抗原递呈细胞的溶酶体在细胞膜递呈抗原并持续存在,使细胞内代谢增强,产生一系列活性介质,如白介素(IL)-12、IL-1、IL-2、干扰素-r(IFN-r)、氧自由基及花生四烯酸代谢产物等,参与细胞的激活和趋化。活化的 T 淋巴细胞(TLC)释放细胞因子如单核细胞趋化因子(MCF)和单核细胞移动抑制因子(MIF)等,使周围血液中的 T 抑制细胞(Ts)相对占优势,而 T 辅助细胞(Th)相对减少。在 BALF 中 Th 增多,Ts 细胞相对减少,这代表病变部位的 Th 细胞增多而 Ts 细胞减少。TLC、AM 和单核细胞等炎症细胞在肺内的聚集浸润,形成了结节病早期的肺泡炎阶段。T 细胞和巨噬细胞、肥大细胞和自然杀伤细胞等通过释放细胞因子、化学趋化、黏附分子和生长因子形成复杂的炎症反应。募集在炎症部位的单核细胞,分泌多种细胞因子,如 IL-1、IL-2、TNF-a 及 IFN-r 等参与激活、趋化自身和 TLC 并转化为类上皮细胞、多核巨细胞和郎汉斯巨细胞,构成无干酪坏死性肉芽肿。

由上皮细胞、多核巨细胞和巨噬细胞产生的 ACE 抑制巨噬细胞移行,亦促使肉芽肿形成。结节病患者的 AM 释放 IFN-r 和 IL-1,产生纤维连接蛋白及分泌成纤维细胞生长因子。IFN-r 和 IL-1 及成纤维细胞生长因子促使成纤维细胞在肺部聚集和增生;纤维连接蛋白吸收大量成纤维细胞并和细胞外基层黏附。与此同时,周围的炎症细胞和免疫效应细胞进一步减少以致消失;胶原蛋白和基质蛋白产生。最终成纤维细胞慢性收缩,破坏了肺的正常结构使肺泡变形。这种肺实质细胞的修复反应,导致纤维化及瘢痕组织形成。

五、临床表现

结节病的全身症状无特异性,15%～60%的患者无症状,常在胸部 X 线检查时偶被发现双侧肺门淋巴结肿大而就医。自觉症状和体征取决于病变累及的脏器和部位,表现多种多样。北欧的斯堪的纳维亚、瑞典、爱尔兰及波多黎各的女性常以急性发病,病程在 2 年以内者称亚急性,半数以上患者属此型。病程 2 年以上者称慢性型,此型常伴不同程度的肺纤维化。我国的结节病以慢性及隐匿性起病为多,症状轻微者多见,急性起病者少见。

(一)结节病对各脏器的受侵率

结节病是多系统肉芽肿性疾病,人体的任何器官、任何部位均可受累。由于受地区、人种不同、疾病自然发展过程的个体差异以及研究者搜集病例的专业、时间、调查方式和研究深度不同等因素的影响,文献对各器官受侵率的报道差异较大。如欧洲一组眼科医师报道眼结节病占结节病患者的 9%;另一组眼科医师将某医院各科住院患者进行眼科检查并结膜活检,确诊眼受侵率高达54.1%。综合1994－1999年WASOG 汇总的文献报道,受侵率最高的是肺门及纵隔淋巴结,依次是肺、眼、皮肤、肝、脾、表浅淋巴结、唾液腺、肾、神经系统、心脏、骨关节及骨骼肌、消化道、内分泌器官及生殖器。

(二)胸内结节病

1.症状

(1)全身症状 Tanoue LT 等报道,患者就诊时主诉疲劳、体重减轻各占20%～30%、低热15%～22%、盗汗 15%、眼症状 10%～20%、皮肤病变 10%～28%、关节症状 5%～17%、神经系统症状 2%～5%及心脏症状1%～5%。北京医院曾见 2 例Ⅱ期肺结节病,主诉高热(39.2～39.4 ℃)住院。

(2)呼吸道症状:20%～40%患者有刺激性咳嗽或少量白痰、少数患者轻度胸痛、喘息及活动后呼吸困难。胸部影像改变显著而无症状或症状轻微者门诊屡见不鲜。国外一组报道 433 例肺结节病患者中,25 例咯血,占 6%;其中 19 例轻度咯血、4 例中度咯血、2 例大量咯血。咯血患者常合并曲霉菌感染、支气管扩张或肺囊肿。不足 5% 患者单侧或双侧胸腔积液,包括胸膜增厚在内的胸膜受累占 3%～20%。国内报道 14 例胸腔积液均为渗出液。

(3)典型的 Löfgren 综合征:双侧对称性肺门淋巴结肿大,呈马铃薯状,常伴皮肤结节性红斑、发热及关节肿痛。可伴眼葡萄膜炎或虹膜炎,常为急性发病。此类患者 60%～80% 在 2 年内自愈,预后良好。见图 4-1。

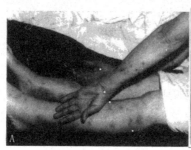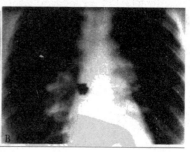

图 4-1　Löfgren 综合征

女性,30 岁。A.双上下肢结节性红斑;B.胸部正位片示双侧较对称的肺门淋巴结肿大。
箭头所指显示肿大淋巴结与肺门之间有清晰的空隙。该患者结膜活检确诊结节病

(4)肺外脏器受累表现:常见者为眼部症状、皮肤结节性红斑、皮下结节、表浅淋巴结肿大、肝脾大等,肿大的纵隔淋巴结压迫食管时可出现吞咽困难。肺外结节病的临床表现与受累器官的关系详见表 4-1。

表 4-1　结节病临床表现与受累器官的关系

受累器官	临床表现
上呼吸道	呼吸困难、鼻黏膜充血及息肉致鼻塞不通气、喉肉芽肿、炎症致声音嘶哑
皮肤	丘疹、斑疹、皮下缩节、狼疮样皮损
眼	畏光、视物模糊、眼痛、低视力、泪腺肿大(考虑裂隙灯显微镜检查)
关节及骨骼肌	结节病风湿病表现:多关节炎、单关节炎、肌病
神经系统	颅神经麻痹、常见面瘫、感觉异常、癫痫、脑病、颅内占位病灶(考虑做 MRI)
心脏	晕厥、呼吸困难、传导阻滞、心力衰竭、心律不齐、心肌梗死、猝死(考虑做 EKG 及 UCG)
消化系统	吞咽困难、腹痛、黄疸、肝脾大及肝功能异常血液系统淋巴结肿大、脾功能亢进(血小板减少、白细胞减少、贫血)
肾脏	肾功能异常、肾衰竭、肾结石
内分泌代谢	尿崩症、高钙斑症、高尿钙症、附睾炎

2.体征

(1)胸部阳性体征:多数患者无阳性发现。两肺弥散性纤维化时可听到爆裂音,约占20%。胸内淋巴结显著肿大时可出现压迫肺血管的征象,如肺动脉及肺静脉高压、左无名静脉受压时可致左侧胸腔积液。如心脏受累,可出现心动过速、心律不齐、传导阻滞、心包积液、心力衰竭等。

(2)胸外阳性体征:约1/4患者体重减轻、结节性红斑占16.3%。有些表现皮肤丘疹、冻疮样皮损及皮下结节。表浅淋巴结肿大均为孤立不融合、活动无压痛。杵状指(趾)罕见。约1/4患者肝脾大。

3.肺功能检查

肺功能检查在辅助结节病的诊断、病程的动态观察、使用皮质激素的适应证、疗效判断、剂量调整及预后评估等诸方面均有重要价值,是诊治结节病不可缺少的检查。早期患者因支气管、细支气管和血管周围肉芽肿对气道和肺泡的影响,可出现阻塞性通气障碍或小气道功能障碍。严重的肺泡炎可出现弥散量($DLco$)下降。肺纤维化常出现以限制为主的混合性通气功能障碍。特征性改变是肺活量(VC)、肺总量(TLC)和$DLco$下降。低氧血症和肺泡-动脉氧压差增加仅见于严重的肺纤维化。

肺功能异常与X线影像的范围与严重程度常呈一定相关性,但并非完全一致,可结合临床相互弥补。若多次$DLco$下降且呈进行性恶化的肺外结节病,虽X线影像无异常,仍应警惕早期肺泡炎的可能性。

4.旧结核菌素(OT,1∶2 000)及结核分枝杆菌纯化蛋白(PPD,5 U)皮内试验

结节病活动期常为阴性或弱阳性。

5.BALF细胞成分的改变

结节病患者的BALF中淋巴细胞显著增多(正常人小于10%)、巨噬细胞增多(正常人90%)、T淋巴细胞增多(正常人占淋巴细胞的47%)可高达80%。CD4/CD8比值增加(正常人与周围血常规相同,为0.7～2.1)。

6.实验室检查

(1)血液学改变:周围血中淋巴细胞显著下降是活动期结节病的特征之一。约50%患者血常规正常、CD8增高、CD4/CD8下降。Sweden报道181例结节病患者血常规结果:淋巴细胞减少占60%、白细胞总数下降占40%、血红素降低占30%,单核细胞增多占10%、血小板减少占10%,骨髓活检上皮细胞肉芽肿占0.3%～2.2%。

(2)血管紧张素Ⅰ转化酶(SACE)活性测定:活动期结节病患者的SACE活性增高,其特异性90.5%,敏感性57%～75%,因其他疾病(如粟粒结核、铍肺、淋巴瘤、戈谢病及甲状腺亢进等)也可表现SACE增高,故不能单凭SACE增高作为诊断结节病的指标。非活动期结节病患者的SACE可在正常范围,故SACE不高,不能作为排除结节病的指标。北京医院曾测定4例结节病胸腔积液的ACE活性,2/4例SACE和胸腔积液ACE均升高,而胸腔积液ACE明显高于同一天测定的SACE。

(3)血钙和尿钙测定:钙代谢紊乱是肾结节病常见特征之一。主要表现高钙血症、高尿钙症、泌尿系统结石和高钙性肾病。文献报道结节病并高钙血症占10%～20%。因血钙增高,致肾小球滤液中钙浓度增加、甲状旁腺因高血钙的抑制使分泌减少,致肾小管对钙重吸收减少,尿钙排泄增加,故高尿钙症发生率为高钙血症的3倍。国内报道结节病并高钙血症占2%～10%。北京医院对结节病患者98例,1个月内测血钙2次,血钙增高者仅占4%。

(4)其他实验室检查:①血沉增快占30%～40%,可能与贫血或血清球蛋白增高有关;②高 γ-球蛋白血症占25%;③急性期IgM和IgA升高;④慢性期IgG升高。少数患者血清溶菌酶、β_2-微球蛋白及C-反应蛋白增高、类风湿因子阳性。血浆总胆固醇及高密度脂蛋白降低,这类改变在诊断中无确定性意义。肝损害可出现肝功能异常、骨破坏者可出现碱性磷酸酶增高。

六、影像学改变及分期

(一)胸部X线

胸部X线异常,常是结节病的首要发现和就诊主要原因,主要表现如下。

1.肺门及纵隔淋巴结肿大

两侧肺门淋巴结对称性肿大是该病主要特征。典型者呈马铃薯状,边缘清楚、密度均匀,占75%～90%。单侧肺门淋巴结肿大仅占1%～3%,常以此与结核和淋巴瘤鉴别。在Kirks报道的150例结节病患者中,两侧肺门淋巴结肿大(BHL)、BHL伴一侧气管旁淋巴结肿大及BHL伴两侧气管旁淋巴结肿大各占30%。后纵隔淋巴结肿大占2%～20%。仅有气管旁或主动脉窗淋巴结肿大无BHL者少见。

2.肺内病变

(1)网结节型:多数结节伴有网影,称网结节影,占75%～90%;结节1～5 mm;不足2 mm结节聚合一起常呈磨玻璃影。结节大多两侧对称,可分布在各肺野,以上中野居多。结节沿支气管血管束分布,为该病的特征之一。

(2)肺泡型(又称腺泡型):典型者两侧多发性,边缘模糊不规则致密影1～10 cm大,以肺中野及周边部多见;2/3患者以网结节及肺泡型共存,此型占10%～20%。

(3)大结节型:0.5～5 cm大,有融合倾向(图4-2),结节内可见支气管空气征,占2%～4%;结节可伴纵隔淋巴结肿大,少数结节可形成空洞。

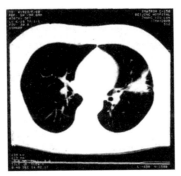

图 4-2 大结节型肺结节病

女性,60岁,健康查体胸片左肺团块影,胸部CT左肺上叶舌段
大结节 3.5 cm×2.1 cm,与一小结节融合,周围有毛刺,肺门及
纵隔各区无肿大淋巴结,疑诊肺癌,开胸活检,病理诊断结节病

(4)肺部浸润阴影呈小片状或融合成大片实变影占 25%～60%,由于肉芽肿聚集,亦可致叶间裂胸膜增厚。

(5)两肺间质纤维化:结节病晚期两肺纤维化、肺大疱、蜂窝肺、囊性支气管扩张并可伴一般细菌或真菌感染,最终导致肺源性心脏病。

3.气道病变

结节病可侵犯气管、支气管和细支气管。肉芽肿阻塞支气管致阻塞性肺炎及肺不张、以中叶不张多见。大气道狭窄占 5%。纤维支气管镜发现气道内肉芽肿约占 60%。

4.胸膜病变

国外一组 3 146 例结节病资料中,胸腔积液发生率 2.4%,约 1/3 为双侧;多数是少量胸腔积液,右侧(49%)多于左侧(28%),多数在 6 个月内吸收。20%残留胸膜肥大。自发气胸常因肺纤维化、肺大疱破裂所致,占 2%～3%。

5.结节病性心脏病

致心影增大者小于 5%。

(二)胸部 CT 和胸部 HRCT

CT 平扫,以淋巴结短径大于 1 cm 为淋巴结肿大的标准。CT 可提高纵隔内淋巴结肿大的检出率,如主动脉旁(6区)、隆突下(7区)和食管旁(8区)的肿大淋巴结在胸片未能检出者,CT可以检出。CT和胸片对肿大淋巴结的检出率各为78.1%和65.6%。胸部HRCT对肺磨玻璃影、微结节,特别是间质病变的检出率比胸片明显提高。对疾病动态观察、疗效估价有重要意义。

(三)胸外影像学阳性改变

累及骨骼占1%~13%,主要表现为:①伴有骨小梁吸收的弥散性骨髓浸润,形成圆形或卵圆形骨质疏松区;②骨骼孔状病变;③骨皮质隧道状病变,形成囊肿状或骨折,多累及肋骨。

(四)结节病分期

目前,ATS/ERS/WASOG均采用如下分期方法,即以胸部X线为依据,将结节病分为五期。

(1)0期:胸部X线正常。

(2)Ⅰ期:双侧肺门、纵隔或气管旁淋巴结肿大,肺野无异常,见图4-3。

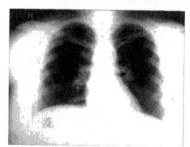

图4-3 Ⅰ期肺结节病

女性,36岁。双侧肺门淋巴结对称性肿大。不伴肺内病变。

右侧颈前斜角肌脂肪垫淋巴结活检确诊结节病

(3)Ⅱ期:双侧肺门、纵隔或气管旁淋巴结肿大伴肺内病变,见图4-4。

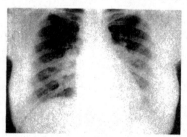

图4-4 Ⅱ期肺结节病

女性,41岁。双侧肺门淋巴结对称性肿大。两肺较密集的微

结节,中下野多见。经纤支镜支气管内膜活检确诊结节病

（4）Ⅲ期：仅有肺内病变，不伴胸内淋巴结肿大，见图4-5。

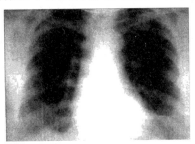

图 4-5　Ⅲ期肺结节病

女性，38岁。两肺大小不等结节影，不伴肺门纵隔淋巴结肿

大。颈部淋巴结及皮下结节活检病理诊断结节病

（5）Ⅳ期：双肺纤维化，见图4-6。

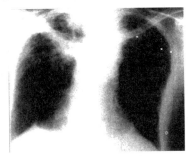

图 4-6　Ⅳ期肺结节病

女性，54岁。患结节病14年，两肺容积减小，双肺纤维化。以限制为主

的通气功能障碍，TLC占预计值61％，DLco 64％。Kveim皮试阳性

我国1993年曾制订结节病分期为0期、Ⅰ期、ⅡA期、ⅡB期和Ⅲ期，其中ⅡA期相当于上述Ⅱ期、ⅡB期相当于上述Ⅲ期、Ⅲ期相当于上述Ⅳ期。

（五）放射性核素 ^{67}Ga 显像

结节病患者肺门"入"影像征占72％、腮腺和泪腺对 ^{67}Ga 对称性摄取增高时，其影像酷似"熊猫"头形，称"熊猫"征，占79％。其特异性及敏感性均较低，不能依靠 ^{67}Ga 显像作为诊断结节病的主要手段。典型"入"征或"熊猫"征，可认为结节病活动表现。肉芽肿性血管炎引起的血管局部闭锁或破坏，可在核素扫描时表现为灌注缺损，但在胸部X线常无阳性表现。

七、诊断与鉴别诊断

（一）诊断

当临床及X线征象符合结节病，OT 1∶2 000 或 PPD 5 U 皮试阴性或弱阳性、SACE 活性增高或 BALF 中 CD 4/CD8 不低于 3.5 时,结节病的可能性很大,应积极争取活组织检查;如组织学证实为非干酪坏死性肉芽肿病变或 Kveim 皮试阳性,可排除其他肉芽肿性疾病,结节病诊断可以确立。遇到不典型病例时,强调临床、X 线影像结合病理组织学综合判断;必要时需进行两个以上部位的组织活检确定。

1.活体组织学检查

该检查是确诊结节病的必要手段。选择适宜的活检部位是获得阳性结果的关键。常采用的部位及其阳性率和注意事项参考表 4-2。

表 4-2　选择性活检部位及其阳性率

活检部位	阳性率(%)	注意事项
皮肤黏膜	30～90	高出皮表,不规则斑丘疹或皮下、黏膜结节阳性率高。结节性红斑常为脂膜炎改变,不宜选择
表浅淋巴结	65～81	
颈前斜角肌脂肪垫淋巴结	40～86	如标本仅有脂肪垫,不含淋巴结,则无意义
眼睑、结膜、泪腺	21～75	
唾液腺	40～58	"熊猫"征者阳性率高
经纤支镜膜活检(FOB)	19～68	镜下见黏膜充血,有结节处阳性率高
经纤支镜肺活检(TBLB)	40～97	阳性率与活检块数成正比
胸腔镜	90 以上	切口小,并发症小于开胸活检
电视辅助下纵隔镜肺或淋巴结CT 引导下经皮肺活检	90 以上	
开胸肺或淋巴结活检	95 以上	
经皮肝穿刺	54～70	
经皮肾穿刺	15～40	

2.Kveim-Siltzbach 皮肤试验

以往,对于找不到可供活检病损部位的疑似结节病患者,该试验提供了确诊结节病的重要措施。当前诊断手段有较大进展,如 FOB 和 TBLB 方便易行,并可将 BAL、FOB 及 TBLB 一次完成。鉴于很难获得制作 Kveim 抗原的标本且皮试需 4～6 周时间方能完成,目前,很少采用 Kveim 皮试方法。

(二)结节病活动性的判断指标

(1)症状加重,如发热、新近出现的肺外受累表现,如眼葡萄膜炎、结节性红斑、关节痛、肝脾大、心脏及神经系统受累表现等。

（2）SACE 增高或伴血沉及免疫球蛋白增高。

（3）BALF 中淋巴细胞 20％以上或 CD4/CD8 不低于 3.5。

（4）胸部影像病变增加或 ^{67}Ga 显示"入"征或"熊猫"征。

（5）高血/尿钙症。

（6）肺功能 TLC 及 DLco 进行性下降。

（三）鉴别诊断

结节病需与多种疾病鉴别，Ⅰ期需与淋巴结核、淋巴瘤、中心型肺癌和肺门淋巴结转移癌鉴别。Ⅱ期应与肺结核、肺真菌感染及肺尘埃沉着病鉴别。Ⅲ期需与过敏性肺炎、感染性间质肺炎及嗜酸细胞肺浸润等鉴别。Ⅳ期需与其他原因致肺纤维化鉴别。

1.肺门淋巴结核及肺结核

肺门淋巴结核常为单侧或不对称性两侧肺门淋巴结肿大（见图 4-7）。原发型肺结核儿童及青少年多见。67％的成年肺结核在胸片上可见陈旧结核灶。Ⅱ期结节病如两肺密集小结节影，需与粟粒结核鉴别，见图 4-8。活动性肺结核伴发热盗汗等中毒症状、血沉快、OT 或 PPD 皮试阳性。病理组织学可见新旧不一、形态多样的干酪样坏死性肉芽肿、抗酸染色可找到抗酸杆菌。胸部增强 CT时，肿大淋巴结出现环形强化（CT 值 101～157 HU）、中心密度降低（CT 值 40～50 HU）时，提示淋巴结坏死液化，支持结核。反之，淋巴结均匀强化，则支持结节病诊断。由于增生性结核与结节病的病理组织学极为相似，同一张病理切片在某医院病理诊断"结核"，而另一医院的病理诊断是结节病，此情况并非罕见。遇此现象时需临床、放射与病理多科室讨论，综合判断。

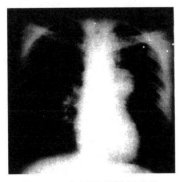

图 4-7　左侧肺门淋巴结核

男性，16 岁。低热 37.6 ℃，胸片左侧肺门淋巴结肿大。血沉 78 mm/h，OT 试验
1∶2 000 强阳性。颈部淋巴结活检病理诊断结核，抗酸染色找到抗酸杆菌

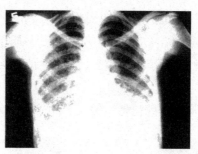

图 4-8　两侧肺门淋巴结不对称肿大,伴两肺粟粒结节

女性,26 岁。因刺激性干咳两周,拍胸片诊断粟粒性肺结核,OT 试
验 1∶2 000 阳性,直至 1∶100 阴性,血沉 21 mm/1 h,SACE 68 U,
纤维支气管镜下支气管黏膜充血,有结节,活检诊断结节病

据文献报道,结节病合并结核占 2‰~5‰,日本 1983 年全国普查中发现,Ⅰ~Ⅲ期结节病并陈旧结核占 2‰,Ⅳ期合并浸润型肺结核占 2.4‰。中国为结核病发病率较高的国家,应给予足够的重视。

2.淋巴瘤

常为两侧不对称性肺门淋巴结肿大呈波浪状,反复高热、全身淋巴结肿大及肝脾大。病程进展快、预后差。骨髓活检可见 Read-stenberg 细胞,淋巴结活检可确诊,见图 4-9。

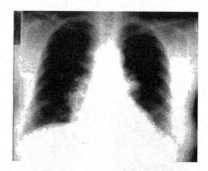

图 4-9　Hodgkin's 淋巴瘤

男性,52 岁。不规则高热 20 天,双侧肺门淋巴结肿大,右侧肺内
有浸润,骨髓活检找到 Reed-stenberg 细胞。SACE 正常。淋巴结
活检确诊淋巴瘤

3.肺癌

中心型肺癌常见于 40 岁以上中老年,单侧肺门影肿大呈肿块状。同侧肺野可见原发病灶,痰、纤支镜刷片或活检找到癌细胞可确诊,见图 4-10。肺泡型结节病的影像学酷似肺泡癌,需依靠活检病理确诊,见图 4-11。肺外癌瘤经淋巴管

转移至肺门或纵隔的转移性肺癌,常为单侧或不对称性双侧肺门影增大伴有肺外肿瘤的相应表现,病情发展快,应寻找可疑病灶,争取活检病理确诊。

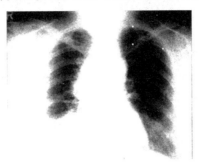

图 4-10 小细胞肺癌

男性,54 岁。因咯血、胸痛 1 周,拍胸部 X 线显示右侧肺门肿大。同侧有胸腔积液,心缘旁可见一肿块影,部分被胸腔积液掩盖,痰及胸腔积液中均找到癌细胞

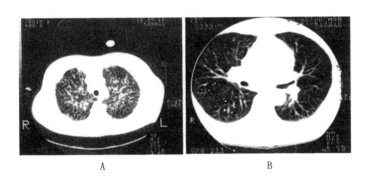

图 4-11 肺泡型结节病

A.女性,51 岁。因活动后呼吸困难,拍胸部 X 线显示两肺浸润影及小结节影,胸部 CT 见片状浸润影与结节互相融合,某肿瘤医院诊断肺泡癌,肺活检确诊结节病。B.同一病例口服泼尼松 40 mg/d×2 个月,病变吸收,逐渐递减剂量。治疗后 7 个月复查 CT 两肺病灶明显吸收。右肺门淋巴结略肿大

4.肺真菌感染

以组织胞浆菌病常见,胸部 X 线与 Ⅱ 期结节病相似,有鸟禽、畜类排泄物接触史,SACE 不增高、组织胞浆菌抗原阳性或痰培养、组织活检找到真菌可确诊。

5.肺尘埃沉着病

胸部 X 线显示两肺小结节伴不对称肺门淋巴结肿大,与 Ⅱ 期结节病相似。前者有长期粉尘接触史、长期咳嗽咳痰、渐进性呼吸困难,后期肺门淋巴结呈蛋壳样钙化,见图 4-12。

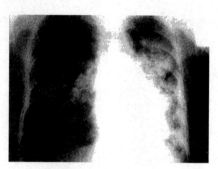

图 4-12　肺尘埃沉着病

男性,58 岁。接触粉尘 32 年。两肺小结节,两侧肺门不对
称性淋巴结肿大。右侧肺门淋巴结呈典型的蛋壳样钙化

6.铍肺

胸部 X 线显示两肺境界不清的结节影伴不对称性肺门淋巴结肿大、病理改
变与结节病相似,但从铍接触职业史、铍皮肤贴布试验阳性可与结节病鉴别。

7.肺组织细胞增多症

胸部 X 线改变与Ⅳ期结节病相似,呈蜂窝状及弥散性结节,如以囊状改变为
主,则更像前者。SACE 不高,组织活检可与结节病鉴别。

8.Wegener 肉芽肿

该病非两侧对称性肺门淋巴结肿大、病情发展快、死亡率高,为多系统化脓
性病变,抗中性粒细胞胞质抗体(ANCA)阳性,组织学改变为坏死性肉芽肿与多
发性血管炎改变。

9.淋巴瘤样肉芽肿

该病可侵犯肺、皮肤、中枢神经系统和肾,无肺门淋巴结肿大,病理特征为血
管壁淋巴网织细胞和嗜酸细胞浸润,不是结节性肉芽肿。

10.变应性血管炎性肉芽肿

主要为肺浸润,偶有非对称性肺门淋巴结肿大。临床特征为哮喘、过敏体
质、周围血液及病变部位嗜酸细胞显著增多,组织学改变为肉芽肿性血管炎及广
泛凝固性坏死。

11.支气管中心性肉芽肿

该病的胸部 X 线仅有肺内浸润及结节,无肺门淋巴结肿大。临床表现为发
热、哮喘及较重的咳嗽咳痰、周围血液及病变部位嗜酸细胞增多,组织学改变除
肉芽肿结节外,有广泛凝固性坏死。

12.特发性肺间质纤维化

该病无肺门淋巴结肿大病史,突出表现为进行性呼吸困难及低氧血症。杵状指(趾)阳性、两肺可闻及爆裂音、SACE不增高,应用排除诊断法,排除已知原因引起的肺纤维化,肺组织活检可确诊。

13.结缔组织病致肺部纤维化

从临床病史及免疫学检查,如抗免疫球蛋白抗体滴度升高、类风湿因子阳性、抗DNA抗体阳性、抗双链DNA和抗Sm核抗原抗体增高或找到LE细胞等有助于鉴别诊断。

14.莱姆病

该病和结节病均可出现结节性红斑、表浅淋巴结肿大、眼葡萄膜炎、多关节炎、脑及周围神经病变、束支传导阻滞及心包炎,且结节病患者血清抗布氏疏螺旋体抗体可呈阳性,需要鉴别。莱姆病无肺门淋巴结肿大及肺浸润,SACE不高,根据流行病学及病原学不难鉴别。

八、治疗

结节病的病因未明,缺乏根治性特效治疗方法。自1952年应用皮质激素治疗结节病已50余年;多数学者认为,皮质激素仍是治疗结节病的首选药物,用药后可在短期内减轻症状、改善肺功能及X线影像病变;但迄今无确凿证据,证明皮质激素一定能够改变结节病的自然病程并预防肺纤维化及提高患者生存时间。相反,英国胸科协会(BTS)报道,皮质激素治疗无症状的肺结节病患者185例10年追随结果:胸片持续异常者多于非皮质激素治疗组、停药后复发率高于非皮质激素治疗组。鉴于皮质激素的不良反应明显,故对结节病治疗适应证一直存在争议。近年来BTS及美国的多篇文献显示,对无症状的肺结节病(包括Ⅱ期及Ⅲ期),暂不给予皮质激素治疗而严密观察,其中不少患者,病情可能自愈,避免了皮质激素的不良反应。

(一)皮质激素

1.适应证

适用于胸内结节病。

(1)Ⅰ期(包括Löfgren综合征):无须皮质激素治疗,可给予非甾体抗炎药及对症治疗。需观察症状、胸部X线、肺功能、SACE及血/尿钙测定等。1～3个月随访1次,至少观察6个月。

(2)无症状的Ⅱ期及Ⅲ期:暂不给予治疗,先观察2～4周,如病情稳定,继续观察。如出现症状并持续或胸部 X 线征象加重或肺功能 VC 及 DLco 下降超过15％,应开始皮质激素治疗。

（3）Ⅳ期伴活动性证据者,可试用皮质激素。

（4）肺结节病伴肺外脏器损害,属多脏器结节病,应给予皮质激素治疗。

2.皮质激素的剂量、用法及疗程

一般首选短效泼尼松。Gianfranco Rizzato 报道 702 例肺结节病泼尼松治疗并跟踪 16 年结果显示:开始剂量 40 mg/d 足够,显著疗效出现在第 2～3 个月,如治疗 3 个月无效,提示该患者对皮质激素无反应,即使加大剂量或延长治疗时间亦无作用。当出现显著疗效后,应该逐渐递减剂量。递减至 10 mg/d 时,维持6 个月以上者,复发率明显降低。减药剂量过快、疗程不足 1 年者,复发率36.6％。一般主张开始剂量 20～40 mg/d[或 0.5 mg/(kg·d)]持续 1 个月后评估疗效,如效果不明显,原剂量继续 2～3 个月。如疗效显著,逐渐递减剂量,开始每 2 周减 5 mg/d,减至 15 mg/d 时,持续 2～3 个月后每 2 周减 2.5 mg/d,直至10 mg/d 时,维持 3～6 个月;亦可采用隔天 1 次日平均剂量。为避免复发,建议总疗程 18 个月,不少于 1 年。停药后或减少剂量后复发病例,应加大剂量至少是开始时的每天剂量。待病情明显好转后再递减剂量,递减速度应更缓慢。严重的心或脑结节病,开始剂量宜增至 60～80 mg/d。

3.皮质激素吸入治疗

丹麦学者 Nils Milman 选择Ⅰ～Ⅲ期患者,没安慰剂双盲随机对照,治疗组吸入布地奈德 1.2～2.0 mg/d 连续 6～12 个月后评估疗效:结果两组的症状、胸片、肺功能及生化指标均无显著性差异。但治疗组的肺容量明显增加。另一组的Ⅱ～Ⅲ期患者分成两组。试验组口服泼尼松 10 mg/d 加吸入布地奈德 1.2～2.0 mg/d 持续 6 个月;对照组单服泼尼松 10 mg/d。结果两组无显著性差异。ERS/ARS/BTS 均认为吸入皮质激素不能作为结节病的常规治疗。可考虑在泼尼松维持最小剂量时,改用吸入治疗。也可考虑用于有呼吸道症状而不宜口服皮质激素治疗者。

4.皮质激素的不良反应

常见的是医源性肾上腺皮质功能亢进现象,如血压增高、水钠潴留、肥胖、低钾、血糖增高及骨质疏松等,应在治疗前开始监测体重、血压、电解质、血糖及骨密度等,直至治疗结束并做相应处理。

（二）其他免疫抑制药

甲氨蝶呤、羟氯喹、硫唑嘌呤、苯丁酸氮芥、环磷酰胺、环孢素 A 及沙利度胺等均可用于结节病,但不作为首选药。国外文献报道,当皮质激素治疗有效,但因某种原因不能继续治疗时,可选用以上药物和小剂量皮质激素联合治疗,或皮质激素无效时试用该类药物。适应证及剂量参考表 4-3。

表 4-3 非皮质激素类治疗结节病药物的适应证、剂量及毒副反应

药物名称	适应证	剂量	常见毒副反应	监测内容
羟氯喹	急慢性	200~400 mg/d	视网膜损害,胃肠道反应,皮疹	眼科检查,6~12 个月1 次
氯喹	急慢性	250~500 mg/d	以上不良反应较重	眼科检查
甲氨蝶呤	慢性、难治性	10~15 毫克/周	胃肠道反应,肝损害,骨髓抑制	血常规、肝肾功 1~3 个月1 次
硫唑嘌呤	慢性、难治性	50~200 mg/d	肝功异常,感染骨髓抑制	血常规、肝功 1~3 个月1 次
吗替麦考酚酯	慢性、难治性	500~3 000 mg/d	恶心、腹泻,骨髓抑制,感染	血常规、肝功 1~3 个月1 次
环磷酰胺	难治性	500~2 000 毫克/2~4 周	骨髓抑制,感染,出血性膀胱炎,致癌	治疗前后血常规、肾功、尿常规 1 个月 1 次。必要时膀胱镜检查
沙利度胺	慢性,难治性	50~200 mg/d 每晚服用	致畸、嗜睡、便秘、末梢神经炎	妊娠试验每月 1 次
米诺环素	急慢性	100~200 mg/d	恶心、贫血、皮疹	
英利西单抗	慢性难治性	开始 2 周 3~5 mg/kg,以后 1~2 个月 3~5 mg/kg	感染、变态反应,致畸	治疗前 PPD 皮试治疗期间观察有无血管渗漏

对确诊 5 年内的结节病,治疗方案见图 4-13。

对慢性结节病的治疗策略见图 4-14。

(三)高钙血症的治疗

血钙增高可用阿仑膦酸钠 10 mg/d,早餐前半小时口服,并大量饮水。防止日晒,限制钙和维生素 D 摄入。禁服噻嗪类利尿药。血钙浓度超过 3.7 mmol/L 并伴高钙血症状时,可用帕米二膦酸钠 15 mg 稀释于不含钙离子的生理盐水 125 mL 中,2 小时内滴完,同时监测血钙,调整剂量。

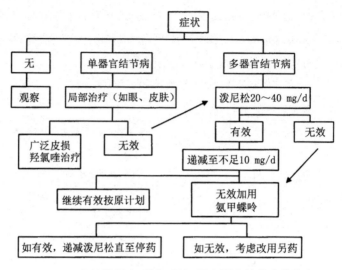

图 4-13　急性单器官(神经或心)及多器官结节病的治疗

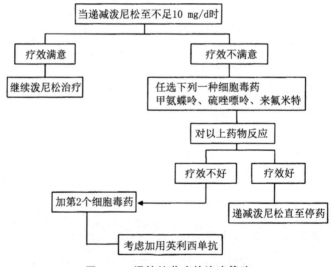

图 4-14　慢性结节病的治疗策略

(四)结节病合并肺结核的治疗

确诊为活动性肺结核,应首先抗结核治疗。如为皮质激素治疗适应证的Ⅱ~Ⅳ期结节病,不能排除合并肺结核时,考虑皮质激素与抗结核药联合治疗。

(五)肺移植及心肺移植

有报道Ⅳ期肺结节病行单肺、双肺及心肺移植后,患者症状缓解,心肺功能改善,排异现象同其他器官移植一样。移植后的肺约有 2/3 在 15 个月内出现复发性结节病,需皮质激素治疗。

九、预后

多数结节病预后良好,总的自然缓解率60%～70%。各期自然缓解率不同,Ⅰ期60%～90%,Ⅱ期40%～70%,Ⅲ期10%～20%,Ⅳ期不会自然缓解。病死率各家报道不一致,总的死亡率1%～6%,肺结节病中,死于呼吸衰竭者占5%～10%,国内报道较少。北京医院1例Ⅳ期并肝结节病,胆汁淤积性肝硬化,消化道出血,最终死于多脏器功能衰竭。

第二节 药源性肺部疾病

一、概述

药源性肺部疾病(DILD)是药物不良反应的一种,指在正常使用药物进行诊断、治疗、预防疾病时,由所用药物直接或间接引起的肺部疾病。DILD发病方式差异大,可表现为用药数天、数周后即有明显临床表现的急性或亚急性发病,也可以慢性隐匿发病,发现时已是不可逆转阶段,逐步进展至呼吸衰竭。有些药物所致病理生理变化为暂时的、可逆的,停药后即可消失,有的则可以造成肺组织的永久性损害,严重者甚至危及生命。

二、病因

药物性肺损害呈多样性,可导致药物性肺炎、肺纤维化、哮喘、肺水肿、肺栓塞、肺出血、肺癌、肺动脉高压、肺血管炎等疾病。DILD所涉及的药物很多,包括细胞毒性药物、抗菌药、心血管药物、中枢神经系统药物、神经节阻滞剂、非甾体抗炎药、口服降糖药及其他类药物等。本节主要介绍药物引起的肺间质病变。

(一)肺间质纤维化

能引起肺间质纤维化的药物众多,其中最常见的为细胞毒性药物,非细胞毒类药物主要有胺碘酮、呋喃妥因等。自从1961年首例白消安引起肺纤维化报道以后,有关细胞毒药物引起肺毒性反应的报道逐渐增多。这些药物导致的肺弥散性纤维化发生的危险因素与用药频度、用药总量、合并用药、合并放疗、高浓度氧疗、原有肺部疾病、肺功能状况、肝肾功能不全及老年均有一定关系。

(二)闭塞性细支气管炎伴机化性肺炎(BOOP)

可引起 BOOP 的常见药物有甲氨蝶呤、环磷酰胺、呋喃妥因、胺碘酮、卡马西平、苯妥英钠、柳氮磺吡啶、米诺环素等。

(三)脱屑性间质性肺炎和淋巴细胞性间质性肺炎

到目前为止文献报道能导致脱屑性间质性肺炎的药物有白消安、干扰素-α、柳氮磺吡啶、呋喃妥因等。能导致淋巴细胞性间质性肺炎的药物有卡托普利、苯妥英钠等。

(四)过敏性肺炎

有些药物如卡马西平、多西他赛、金盐、甲氨蝶呤、呋喃妥因、丙卡巴肼等可引起过敏性肺炎。

(五)肺浸润伴嗜酸性粒细胞增多

许多药物可引起肺浸润伴肺嗜酸性粒细胞增多,β-内酰胺类、磺胺类、青霉素类、氟喹诺酮类、四环素类、大环内酯类抗生素、呋喃妥因、甲氨蝶呤、对氨基水杨酸、丙卡巴肼、异烟肼、氯磺丙脲、阿司匹林、呋喃唑酮、色甘酸钠、液状石蜡等。

(六)弥散性肺钙化

到目前为止已有长期大剂量使用钙盐或维生素 D 导致肺部弥散性钙化的报道。

三、发病机制

有关药物性肺病的发病机制目前尚不十分清楚。其可能机制如下。

(一)氧自由基损伤

氧自由基损伤被认为是重要的损伤途径之一。尤其在药物所致的急性肺损伤中,氧自由基损伤可能起着重要作用。以抗感染药物呋喃妥因为例,体外试验证明,呋喃妥因可以使肺内细胞产生过量的过氧化氢(H_2O_2)、氢氧根离子(OH^-)、超氧阴离子(O_2^-)和单原子氧($1O_2$),这些氧自由基可对重要细胞的功能产生损害,导致肺泡弥散性损伤,肺泡上皮通透性增高,肺泡内有纤维素样渗出物、透明膜形成、出血、水肿,继之间质成纤维细胞增生,形成肺间质纤维化。

(二)细胞毒性药物对肺泡毛细血管内皮细胞的直接毒性作用

化学治疗(简称化疗)药物对肺的损伤主要是通过对肺的直接损伤,抗肿瘤药物博来霉素导致的肺间质纤维化是典型代表,发病机制可能与博来霉素直接导致肺脏内细胞 DNA 断裂有关。

（三）磷脂类物质在细胞内沉积

胺碘酮对肺的损伤主要是导致肺泡巨噬细胞和肺泡Ⅱ型上皮细胞内磷脂沉积。目前已有二十多种药物被确认可导致机体细胞，尤其是肺脏内细胞的磷脂沉积。据报道这些药物导致的磷脂沉积是由于细胞内磷脂分解代谢障碍所致，但此作用是可逆的，停药后磷脂代谢可恢复正常。

（四）免疫系统介导的损伤

药物通过免疫介导导致的机体损害，如药物性系统性红斑狼疮（SLE）是药物性肺病另一种发病机制。目前已知至少有二十种药物可引起 SLE，归纳起来可分为 2 组：第一组可导致抗核抗体产生，但仅少数患者出现 SLE 症状；另一组虽然很少产生抗核抗体，但几乎都发生 SLE。由于这些药物本身无免疫源作用，因此有学者认为这些药物进入体内后可能起到佐剂或免疫刺激物的作用，使机体产生自身抗体。肺血管改变典型的病理改变为血管中心性炎症和坏死，可能是Ⅲ型或Ⅳ型变态反应所致。

除此之外，肺脏不仅具有呼吸功能，还具有代谢功能，现已知肺脏参与了一些重要的血管活性物质如前列腺素、血管紧张素、5-羟色胺和缓激肽等的代谢。但有关肺脏是否参与药物的代谢目前尚不清楚。

四、临床特征、分型与诊断

（一）临床特征与分型

（1）肺间质纤维化其临床表现与特发性肺间质纤维化非常相似。患者的主要症状是咳嗽和进行性呼吸困难。体格检查通常可闻及吸气末啰音，杵状指有时可以见到。胸部 X 线检查：可发现双下肺网状及结节状密度增高阴影，病变严重时可累及双侧全肺，少数病例胸部平片可以正常。肺功能检查可呈不同程度的限制性通气功能障碍和弥散功能降低。肺组织病理检查可见非典型Ⅱ型肺泡上皮细胞增生、肺泡炎或肺间质炎症以及不同程度的肺间质纤维化。

（2）BOOP 与感染、结缔组织疾病和骨髓、器官移植等引起的 BOOP 相似，临床上有咳嗽、呼吸困难、低热及血沉增快等。体格检查通常可闻及吸气末啰音。BOOP 胸部 X 线检查可发现双肺多发性斑片状浸润影。肺功能检查即可呈限制性通气功能障碍也可呈阻塞性通气功能障碍，皮质激素治疗反应良好。

（3）脱屑性间质性肺炎（DIP）和淋巴细胞性间质性肺炎（LIP）的临床表现与特发性肺间质纤维化相似，诊断主要依靠病理检查。

(4)过敏性肺炎常亚急性起病(几天),临床表现为咳嗽、发热、呼吸困难,同时还伴有全身乏力、肌肉酸痛和关节疼痛等。约40%的患者可有不同程度的外周血嗜酸性粒细胞增多。过敏性肺炎胸部X线可见腺泡结节样浸润,且病变多位于双肺外周。肺功能检测呈不同程度的限制性通气功能障碍和低氧血症。肺活检可见肺泡腔内有多形核白细胞或嗜酸性粒细胞及单核细胞浸润,肺间质纤维化则较为少见。

(5)肺浸润伴嗜酸性粒细胞增多临床特点为亚急性或逐渐起病,有气短、咳嗽、伴或不伴有发热及皮疹,周围血中嗜酸性粒细胞增多,肺泡中嗜酸性粒细胞及巨噬细胞浸润,其临床表现类似 Loeffler 综合征。肺浸润伴嗜酸性粒细胞增多,胸部 X 线表现为斑片状肺浸润,常呈游走性。

(二)诊断

药源性肺病的诊断比较困难,原因是其肺部改变为非特异性,又缺少特异性检查手段,有些辅助检查如免疫学检查、组织学检查和肺功能检查虽可有一定帮助,但无特异性,另外由于受到患者和医院条件的限制,并非所有患者都能进行上述检查。诊断最重要的是要有对药源性肺病的警惕性、可靠详细的用药史以及临床医师对各种药物的不良反应有所了解等。故在用药过程中,一旦发现不良反应,应结合临床经过,做全面深入的分析,排除肺部其他疾病,做出正确的诊断。可疑病例及时停药后症状消失有助于诊断,但晚期病例的组织学变化常呈不可逆性,故停药后症状持续并不能排除药源性肺病的可能。

五、治疗原则与策略

对症治疗,如哮喘、呼吸衰竭、急性肺水肿、咯血、肺动脉高压等,应及时采取相应的治疗措施,避免症状进一步加重。可靠的也是最重要的治疗手段是停药,早期的药源性肺病大多数可以在停药后症状减轻,经一定时间后可以痊愈。皮质激素治疗的疗效差异很大,有些药物性肺病患者对肾上腺皮质激素治疗有效,BOOP 皮质激素治疗反应良好。红斑狼疮样改变停药后上述症状可以逐渐消退,激素治疗有效。常见的致肺间质纤维化药物白消安引起的肺毒性反应,预后较差,总的病死率在 50%～80%。甲氨蝶呤导致的肺损伤治疗主要是使用皮质激素,由甲氨蝶呤所致肺损伤的死亡率约 10%。环磷酰胺引起的肺毒性预后较差,死亡率约在 50%。阿糖胞苷导致的肺水肿往往可在治疗后 7～21 天逐渐好转,阿糖胞苷导致的肺损害死亡率 6%～13%。

第三节 外源性过敏性肺泡炎

外源性过敏性肺泡炎(EAA)也称为过敏性肺炎(HP),是指易感个体反复吸入有机粉尘抗原后诱发的肺部炎症反应性疾病,以肺脏间质单核细胞性炎症渗出、细胞性细支气管炎和散在分布的非干酪样坏死性肉芽肿为特征性病理改变。各种病因所致 EAA 的临床表现相同,可以是急性、亚急性或慢性。临床症状的发展依赖于抗原的暴露形式、强度、时间、个体敏感性及细胞和体液免疫反应程度。急性期以暴露抗原后 6～24 小时出现短暂发热、寒战、肌肉关节疼痛、咳嗽、呼吸困难和低氧血症,脱离抗原暴露后 24～72 小时症状消失为临床特征。持续抗原暴露将导致肺纤维化。

一、流行病学

随着对广泛存在的环境抗原认识,更加敏感的诊断手段的出现,越来越多的 EAA 被认识和诊断,因此近来流行病学研究提示 EAA 是仅次于特发性肺纤维化(IPF)和结节病的一种常见的间质性肺疾病。由于抗原暴露强度、频率和时间不一样,可能也存在疾病诊断标准不一致和认识不够的宿主因素,EAA 在不同人群的患病率差异很大。农民肺在苏格兰农业地区的患病率是 2.3％～8.6％;美国威斯康星暴露到霉干草的人群的男性患病率是 9％～12％。芬兰农村人口的年发病率是 44/10 万,瑞典是 23/10 万。在农作业工人中 EAA 症状的发生率远高于疾病的患病率。蘑菇工人中 20％严重暴露者有症状;嗜鸟者人群中估计的患病率是 0.5％～21％。一项爱鸽俱乐部人员的调查显示鸽子饲养者肺(PBD)的患病率是 8％～30％。有关化学抗原暴露的人群中 EAA 的流行病学资料很少。不同的 EAA,其危险人群和危险季节都不一样。农民肺发病高峰在晚冬和早春,患者多是男性农民,与他们在寒冷潮湿气候使用储存干草饲养牲口有关。PBD 没有明显的季节性,在欧洲和美国多发生于男性,而在墨西哥则多发生于女性。欧洲和美国的嗜鸟者肺主要发生于家里养鸟的人群,无明显的性别差异。日本夏季型 EAA 高峰在日本温暖潮湿地区的 6 月到 9 月间,多发生于无职业的家庭妇女。

80％～95％的 EAA 患者都是非吸烟者。这可能是因为吸烟影响了血清抗体的形成,抑制肺脏的免疫反应,但是相关机制不是很清楚。虽然现吸烟者患

EAA 的可能性小,但也不绝对。

人群对 EAA 的易感性也不一样。除了与暴露的不一样有关外,也与宿主的易感性(遗传或获得)有关。虽然早期的研究没有证实 EAA 患者和无 EAA 的暴露人群中 HLA 表型的明显差异,但是有研究证实 PBD 患者和无症状的暴露人群及普通人群的 HLA-DR 和 HLA-DQ 表型存在差异。TNF-α 启动子在 PBD 患者较对照组增多,但是血清 TNF-α 水平无明显差异。

二、病因

许多职业或环境暴露可以引起 EAA,主要是这些环境中含有可吸入的抗原,包括微生物(细菌、真菌和它们的组成部分),动物蛋白和低分子量化合物。最近研究提示有些引起 EAA 的暴露抗原是混合物,疾病并不总是由单一抗原所致。根据不同的职业接触和病因,EAA 又有很多具体的疾病命名。农民肺(FLD)是 EAA 的典型形式,是农民在农作中吸入霉干草中的嗜热放线菌或热吸水链霉菌孢子所致。表 4-4 列出了不同名称的 EAA 及相关的环境抗原和可能的病因。在认识到 EAA 与职业环境或粉尘暴露的关系后,一些减少职业暴露的措施已经明显降低了许多职业环境中 EAA 的发生。虽然,现在由于传统职业所致的 EAA 已经不像 20 多年前常见,但是,新的环境暴露抗原和疾病还在不断被认识,尤其家庭环境暴露引起的 HP 是目前值得重视的问题,如暴露于宠物鸟(鸽子、长尾鹦鹉),污染的湿化器,室内霉尘都可以引起 EAA,而且居住环境的暴露很难识别。北京朝阳医院确诊的 31 例 EAA 中,27 例(87.09%)是宠物饲养或嗜好者(鸽子 20 例,鹦鹉 2 例,猫 2 例,狗 2 例,鸡 1 例),蘑菇种植者 1 例,制曲工 1 例,化学有机物 2 例(其中 1 例为染发剂,1 例为甲苯二氰酸酯)。另有 6 例(19.4%)为吸烟者。

表 4-4　过敏性肺炎的常见类型和病因

疾病	抗原来源	可能的抗原
1.微生物		
农民肺	霉干草,谷物,饲料	嗜热放线菌热吸水链霉菌
蔗尘肺	发霉的蔗渣	嗜热放线菌
蘑菇肺	发霉的肥料	嗜热放线菌
空调/湿化器肺	污染的湿化器、空调、暖气系统	嗜热放线菌、青霉菌、克雷伯杆菌
夏季过敏性肺泡炎	室内粉尘	皮肤毛孢子菌
软木尘肺	发霉的软木塞	青霉菌
麦芽工人肺	污染的大麦	棒曲霉

续表

疾病	抗原来源	可能的抗原
乳酪工人肺	发霉的乳酪	青霉菌
温室肺	温室土壤	青霉菌
2.动物蛋白		
鸟饲养或爱好者肺(鸽子、鹦鹉)	鸟分泌物、排泄物、羽毛等	蛋白
鸡饲养者肺	鸡毛	鸡毛蛋白
皮毛工人肺	动物皮毛	动物皮毛
垂体粉吸入者肺	垂体后叶粉	后叶加压素
3.化学物质		
二异氢酸	二异氢酸酯	变性蛋白

三、发病机制

EAA 主要是吸入抗原后引起的肺部巨噬细胞-淋巴细胞性炎症并有肉芽肿形成,以 CD8$^+$ 淋巴细胞增生和 CD4$^+$ Th$_1$ 淋巴细胞刺激浆细胞产生大量抗体尤其是 IgG 为特征。在暴露早期 BALF 的 CD4$^+$ Th$_1$ 细胞增加,但是之后多数病例是以 CD8$^+$ 细胞增加为主。巨噬细胞和 CD8$^+$ 毒性淋巴细胞参与的免疫机制还没有完全阐明。

EAA 的急性期主要是吸入抗原刺激引起的巨噬细胞-淋巴细胞反应性炎症,涉及外周气道及其周围肺组织。亚急性期主要聚集的单核细胞成熟为泡沫样巨噬细胞,形成肉芽肿,但是在亚急性过程中,也形成包括浆细胞的淋巴滤泡,伴携带 CD40 配体的 CD4$^+$ Th$_1$ 淋巴细胞增生,后者可以激活 B 细胞,提示部分抗体是在肺部局部形成。慢性阶段主要是肺纤维化。引起急性、亚急性和慢性的免疫机制相互重叠。

(一)Ⅲ型免疫反应

早期认为 EAA 是由免疫复合物介导的肺部疾病,其理论依据包括:①一般于暴露后 2~9 小时开始出现 EAA 症状;②有血清特异沉淀抗体;③病变肺组织中发现抗原、免疫球蛋白和补体;④免疫复合物刺激 BAL 细胞释放细胞因子增加,激活巨噬细胞释放细胞因子。

然而,进一步研究发现:①同样环境抗原暴露人群中,50%血清沉淀抗体阳性者没有发病,而且血清沉淀抗体与肺功能无关;②抗原吸入刺激后血清补体不降低;③抗原-抗体复合物介导的血管炎不明显;④EAA 也可发生于低球蛋白血症患者。

(二)Ⅳ型(细胞)免疫反应

细胞免疫反应的特征是肉芽肿形成。EAA 的肺组织病理学改变特点之一是淋巴细胞性肉芽肿性炎症,肉芽肿是亚急性期 EAA 的主要病理改变,而且抑制细胞免疫的制剂可以抑制实验性肉芽肿性肺炎。抗原吸入后刺激外周血淋巴细胞重新分布到肺脏,局部淋巴细胞增生,以及淋巴细胞凋亡减少使得肺脏淋巴细胞增多。因此抗原刺激几天后,局部免疫反应转向 T 细胞为主的肺泡炎,淋巴细胞占 $60\%\sim70\%$。在单核细胞因子,主要是 MIP-1 的激活下,幼稚巨噬细胞转化成上皮样细胞和多核巨细胞,形成肉芽肿。然而,这种单核细胞转化成多核巨细胞形成肉芽肿的生物学细节还不是很清楚。

(三)细胞-细胞因子

目前认识到 EAA 的发生需要反复抗原暴露,宿主对暴露抗原的免疫致敏,免疫反应介导的肺部损害。然而,涉及 EAA 免疫机制的细胞之间的交互作用还不是十分清楚。抗原吸入后,可溶性抗原结合到 IgG,免疫复合物激活补体途径,通过补体 C5 激活巨噬细胞,巨噬细胞被 C5 激活或活化抗原颗粒激活后,释放趋化因子,包括白介素-8(IL-8)、巨噬细胞炎症蛋白-1α(MIP-1α)、调节激活正常 T 细胞表达和分泌因子(RANTES),和细胞因子,包括 IL-1、IL-6、IL-12、肿瘤坏死因子(TNF-α)、转化生长因子(TGF-β)。首先趋化中性粒细胞,几个小时后趋化和激活循环 T 淋巴细胞和单核细胞移入肺脏。

IL-8 对淋巴细胞和中性粒细胞都有趋化性。MIP-1α 不仅对单核/巨噬细胞和淋巴细胞有趋化性,也促进 CD4$^+$Th$_0$ 细胞转化成 Th$_1$ 细胞。IL-12 也促进 Th$_0$ 转化成 Th$_1$ 细胞。CD4$^+$Th$_1$ 淋巴细胞产生 IFN-γ,促进肉芽肿形成。EAA 鼠模型证实 IFN-γ 是激活巨噬细胞发展形成肉芽肿的关键。IL-1 和 TNF-α 引起发热和其他急性反应,TNF-α 促进其他因子如 IL-1、IL-8 及 MIP-1 的产生,促进细胞在肺内的聚集与激活及肉芽肿形成。EAA 患者 BALF 中可溶性TNFR1、TNFR2 和 TNF-α 水平增高,同时肺泡巨噬细胞的 TNFR1 表达也增强,提示 TNF-α 及其受体在 EAA 的作用。IL-6 促进 B 细胞向浆细胞转化和CD8$^+$细胞成熟为毒性淋巴细胞。激活的肺泡巨噬细胞分泌 TGF-β,可以促进纤维化形成和血管生成。

巨噬细胞除了通过释放细胞因子产生作用外,还通过增强表达附着分子促进炎症反应。激活的巨噬细胞增强表达 CD80 和 CD86,激活的 T 淋巴细胞增强表达 CD28。CD80/86(也称之为 B-7)及其配体 CD28 是抗原呈递和 CD4$^+$ Th 细胞激活 B 细胞必需的共同刺激分子,阻止这种结合可以抑制鼠 HP 模型的炎症反应。内皮附着分子是炎症细胞进入肺组织的关键。激活的巨噬细胞不仅表达 CD18/11(ICAM-1 的配体),也增强表达 ICAM-1。抑制 ICAM-1 可以阻止淋巴细胞聚集。

EAA 患者 BALF 的自然杀伤细胞也增加,抗原暴露后肥大细胞增加,脱离抗原后 1～3 个月回到正常。大多数 EAA 的 BALF 肥大细胞具有结缔组织特征,与纤维化有关,而不是黏液型,如哮喘患者。虽然 EAA 没有组织胺相关的症状,但是肥大细胞可能也产生细胞因子,参与单核细胞和淋巴细胞聚集和成熟,促进纤维化。EAA 早期 BALF 包括玻璃体结合蛋白,纤维连接蛋白,前胶原Ⅲ多肽,前胶原Ⅲ多肽和肥大细胞相关,EAA 鼠模型和患者资料都显示 BALF 的肥大细胞增加,而肥大细胞缺陷的鼠不发展成肺部炎症。

(四)其他

BAL 显示致敏宿主暴露抗原后 48 小时内中性粒细胞在肺脏聚集,这可能是气道内免疫复合物刺激,补体旁路途径的激活和吸入抗原的内毒素效应或蛋白酶效应。这些因素造成的肺损伤促进肺脏的抗原暴露,促进免疫致敏和进一步的肺损害。我们曾经通过热吸水链霉菌胞外蛋白酶诱发 EAA,48 小时内主要是肺脏中性粒细胞聚集,3 周后形成肉芽肿和慢性淋巴细胞性炎症。

吸烟和病毒感染也影响 EAA 肺炎的发展。现行吸烟者可以保护免得 EAA。而病毒感染可以增加患 EAA 的可能。呼吸道合胞病毒和仙台病毒增加小鼠的 EAA。这可能涉及抗原提呈细胞或 T 细胞共同刺激分子的变化和肺泡巨噬细胞抑制炎症的能力降低。有些患者虽然已经暴露多年,但只是在最近的急性呼吸道感染后出现。鼠 EAA 模型显示呼吸道合胞病毒感染增加肉芽肿形成和 IL-8 和 IFN-γ 的产生。然而,促进更加复杂的人类免疫反应机制发展的因素还不清楚。

只有不到 10% 的常规暴露人群发病,大多数暴露人群仅有正常的抗体反应。抗体单独存在不足以产生疾病,而是涉及 CD8$^+$ 细胞毒性淋巴细胞的迟发性变态反应共同参与。CD8$^+$ 激活需要 T 细胞受体结合到抗原提呈细胞的Ⅰ类 MHC 分子上,但是试图联系 EAA 与Ⅰ类 MHC 分子的研究结果是不一致的。

总之,临床研究和动物实验结果提示 EAA 是易感个体受到环境抗原刺激后通过Ⅲ型和Ⅳ型免疫反应引起的肺脏慢性炎症伴肉芽肿形成,然而,确切的免疫机制还不很清楚。此外,个体易感性差异、炎症吸收和纤维化的机制也不清楚。

四、病理改变

EAA 的特征性病理改变包括以淋巴细胞渗出为主的慢性间质性肺炎,细胞性细支气管炎(气道中心性炎症)和散在分布的非干酪样坏死性小肉芽肿,但是依发病形式和所处的疾病阶段不同,组织病理学改变也有各自的特点。

急性期的组织病理特点,主要是肺泡间隔和肺泡腔内有淋巴细胞、肥大细胞、中性粒细胞、单核-巨噬细胞浸润。早期病变主要位于呼吸性细支气管周围,其后呈肺部弥散性改变。浸润的细胞大多数是淋巴细胞,聚集在肺泡腔内,多数淋巴细胞是 $CD8^+$ 的 T 淋巴细胞。常见中央无坏死的肉芽肿和多核巨细胞,可见局灶性闭塞性细支气管炎伴机化性肺炎样改变。

亚急性期主要组织学特点是非干酪样坏死性肉芽肿,主要由上皮样组织细胞、多核巨细胞和淋巴细胞组成的一种松散的边界不清楚的小肉芽肿病变,通常单个存在于细支气管或邻近肺泡腔。肉芽肿一般于抗原暴露后 3 周左右形成,避免抗原接触后 3～4 个月内可消失。其次,组织学可见肺泡间隔和肺泡腔内有由淋巴细胞、浆细胞、肥大细胞等组成的炎性细胞渗出呈现时相一致的以细支气管为中心的非特异性间质性肺炎(NSIP)改变,虽然急性暴露后早期可以见到中性粒细胞,但是中性粒细胞和嗜酸性粒细胞通常不明显。急性期一般无纤维化改变。间质纤维化和蜂窝肺主要见于疾病晚期或慢性 EAA。Reyes 等对 60 例农民肺进行病理研究发现间质性肺炎占 100％,肉芽肿 70％,机化性肺炎 65％,间质纤维化 65％,泡沫样细胞 65％,外源性异物 60％,孤立巨细胞 53％,细支气管炎 50％,闭塞性细支气管炎伴机化性肺炎 10％～25％。

慢性 EAA 或停止抗原暴露后数年,细支气管炎和肉芽肿病变可能消失,仅遗留间质性炎症和纤维化或伴蜂窝肺样改变,这种间质纤维化可能是气道中心性或与普通型间质性肺炎(UIP)难以鉴别。因此,EAA 可能代表一部分病理证实的 NSIP、BOOP、UIP。

引起 EAA 的环境也含有 G^- 杆菌内毒素尘埃,急性暴露后出现发热和咳嗽,慢性暴露引起支气管炎和肺气肿。这种混合暴露的结果是工人可以患EAA,一种淋巴细胞性疾病,也可以患 COPD,一种中性粒细胞性疾病,或二者都有。

五、临床表现

急性形式是最常见和具有特征的表现形式。一般在明确的职业或环境抗原接触后 2～9 小时开始出现"流感"样症状,如畏寒、发热、全身不适伴胸闷、呼吸困难和咳嗽,症状于 6～24 小时最典型。两肺底部可闻及细湿啰音或细小爆裂音,偶闻哮鸣音。反应强度或临床表现与吸入抗原的量与暴露时间有关。如果脱离抗原接触,病情可于 24～72 小时内恢复。如果持续暴露,接触和症状发作的关系可能不明显,反复急性发作导致几周或几个月内逐渐出现持续进行性发展的呼吸困难,伴咳嗽,表现为亚急性形式。

慢性形式是长期暴露于低强度抗原所致,也可以是反复抗原暴露导致急性或亚急性反复发作后的结果。主要表现为隐匿性发展的呼吸困难伴咳嗽和咳痰及体重减轻。肺底部可以闻及吸气末细小爆裂音,少数有杵状指。晚期有发绀、肺动脉高压及右心功能不全征象。

20%～40% 的慢性 EAA 表现为慢性支气管炎的症状,如慢性咳嗽伴咳痰,有些甚至在普通胸部 X 线上不能发现肺实质的病变。病理学研究证实了农民肺存在支气管炎症。嗜鸽者也经常表现支气管炎的症状和黏液纤毛清除系统功能降低。因为多数 EAA 患者是非吸烟患者,没有其他原因解释其慢性支气管炎的原因,因此,这可能是 EAA 本身的结果,与慢性 EAA 的气道高反应性相关。

六、胸部影像学

(一)胸部 X 线

急性形式主要表现为以双侧中下肺野分布为主的弥散性分布的边界不清的小结节影,斑片磨玻璃影或伴实变(图 4-15,图 4-16),病变倾向于下叶肺。在停止抗原暴露后 4～6 周急性期异常结节或磨玻璃影可以消失。因此急性发作缓解后的胸片可以无异常。影像学的变化与症状的关系不明显。

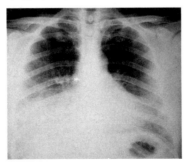

图 4-15 急性期 EEA

胸部 X 线显示双肺弥散性分布斑片磨玻璃影,下叶肺及外周分布为主

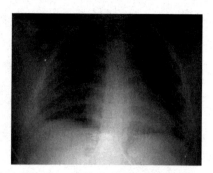

图 4-16　胸片示双下肺磨玻璃影

亚急性主要是细线条和小结节形成的网结节影(图 4-17)。慢性形式主要表现为以上中肺野分布为主的结节、粗线条或网状影(图 4-18),疾病晚期还有肺容积减小、纵隔移位以及肺大疱形成或蜂窝肺。一些病例表现急性、亚急性和慢性改变的重合。罕见的异常包括胸腔积液、胸膜肥大、肺部钙化、空洞、不张、局限性阴影(如钱币样病变或肿块)以及胸内淋巴结增大。

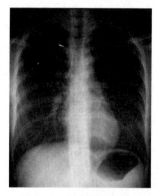

图 4-17　亚急性期 EEA

胸部 X 线显示双肺弥散性分布的边界不清的小结节影,以中下叶肺明显

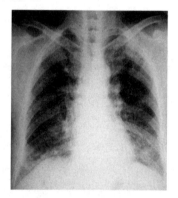

图 4-18　慢性期 EEA

胸部 X 线显示双肺弥散性分布的网结节影,下肺磨玻璃影

(二)胸部 CT/HRCT

急性形式的胸部 HRCT 表现为大片状或斑片性磨玻璃和气腔实变阴影,内有弥散性分布的边界难以区分的小结节影,直径<5 mm,沿小叶中心和细支气管周围分布;斑片性磨玻璃样变和肺泡过度充气交错形成马赛克征象。

亚急性形式主要显示弥散性分布的边界不清的小结节影沿小叶中心和细支气管周围分布,这些结节代表细支气管腔内肉芽组织或细胞性细支气管周围炎症。细支气管炎引起支气管阻塞,气体陷闭,形成小叶分布的斑片样过度充气区。

慢性形式主要表现小叶间隔和小叶内间质不规则增厚,蜂窝肺伴牵拉性支气管或细支气管扩张和肺大疱;间或混有斑片性磨玻璃样变。蜂窝肺见于 50% 的慢性 EAA。肺气肿主要见于下肺野,见于亚急性和慢性非吸烟者,可能与细支气管炎或阻塞有关。这种改变类似于 IPF,不同的是前者的纤维化一般不影响肋膈角。轻度反应性纵隔淋巴结增大也比较常见。

七、辅助检查

(一)血液化验

急性 EAA 的外周血白细胞(中性粒细胞)一过性和轻度增高,血沉、C-反应蛋白也经常升高。外周血嗜酸性粒细胞和血清 IgE 正常。一些 EAA 患者血清可以检测到针对特异性抗原的沉淀抗体(IgG、IgM 和 IgA)。由于抗原准备尚没有标准化,因此很难确认阴性的意义,除非抗原用 EAA 患者或非 EAA 患者血清检验过,因此,商品 EAA 抗体组合试验阴性不能除外 EAA 的诊断。但是,血清特异性沉淀抗体阳性也见于无症状的抗原接触者,如 30%～60% 的无症状饲鸽者存在对鸽子抗原的抗体;2%～27% 的农民的血清存在抗 M.Faeni 抗体。此外,停止暴露后血清沉淀抗体会消失,在停止抗原暴露后 6 年,50% 的农民肺患者血清抗体转阴;50% 的 PBD 或嗜鸟者肺在停止抗原暴露后 2～3 年,其血清沉淀抗体转阴。因此,这种特异抗体的存在只说明有变应原接触史,并无诊断特异性,反过来抗体阴性也不能排除诊断。

(二)肺功能试验

疾病早期可能仅表现弥散功能障碍、肺泡-动脉氧分压差增加和运动时低氧血症,随着疾病进展出现限制性通气功能障碍,肺容积降低,气流速度正常或增加,肺弹性回缩增加。也可以有轻度气道阻塞和气道阻力增加,这可能与细支气管炎或肺气肿有关。20%～40% 的 EAA 患者存在非特异气道高反应性。5%～10% 的 EAA 患者临床有哮喘发作。停止抗原暴露后,气道高反应性和哮喘减轻。北京朝阳医院的资料分析显示 31 例 EAA 患者中,92.9% 有 DL_{CO} 降低,85.2% 小气道病变,72.4% 限制性通气功能障碍,50% 有低氧血症,36.7% 出现呼吸衰竭。

(三)支气管肺泡灌洗

当支气管肺泡灌洗(BAL)距离最后一次暴露超过 5 天,40%～80% 的患者 BALF 中 T 淋巴细胞数呈现 2～4 倍的增加,尤其是 $CD8^+$ 细胞增加明显,导致 $CD4^+/CD8^+<1$ 或正常,但是有时 $CD4^+/CD8^+>1$ 或正常。这可能与暴露的形式、疾病的形式（急性或慢性）、BAL 离最后一次暴露的时间有关,有些研究提示 BALF 中 $CD8^+$ 细胞的增加与肺纤维化相关。$CD4^+$ 细胞为主见于 EAA 的纤维化阶段。许多 $CD8^+$ 细胞表达 CD57（细胞毒性细胞的标记）和 CD25（IL-2 受体）及其他活性标记,当抗原暴露持续存在,这些活性标记细胞增加。BALF 的淋巴细胞与持续的抗原暴露有关,不提示疾病和疾病的预后。此外,肺泡巨噬细胞也呈激活状态。当在暴露后 48 小时内进行 BAL 或吸入抗原后的急性期 BALF 的中性粒细胞的比例可以呈中度增加,表现一过性的中性粒细胞性肺泡炎。肥大细胞时有增加。

八、诊断与鉴别诊断

根据明确的抗原接触史,典型的症状发作及与抗原暴露的明确关系,胸部影像学和肺功能的特征性改变,BAL 检查显示明显增加的淋巴细胞（通常淋巴细胞＞40％和 $CD4^+/CD8^+$＜1）,可以做出明确的诊断。TBLB 取得的合格病理资料将进一步支持诊断,一般不需要外科肺活检。

由于抗原制备没有标准化,含有非特异成分,因此用可疑抗原进行的皮肤试验不再具有诊断价值。特异性抗原吸入激发试验难以标准化,并且有一定的危险性,也不常规采用。表 4-5 列出了建立外源性过敏性肺泡炎诊断的主要标准和次要标准,如果满足 4 个主要标准和 2 个次要标准或除外结节病、IPF 等,EAA 诊断可以确定。有时组织学提示 EAA 而胸片正常。但是正常 HRCT 降低了急性或慢性 EAA 的可能,但是 2 次急性发作之间的 HRCT 可能正常。正常 BALF 也有利于排除 EAA。

表 4-5　建立外源性过敏性肺泡炎的诊断标准

主要诊断标准	次要诊断标准
EAA 相应的症状（发热、咳嗽、呼吸困难）	两肺底吸气末爆裂音
特异性抗原暴露（病史或血清沉淀抗体）	DL_{CO} 降低
EAA 相应的胸部 X 线或 HRCT 改变（细支气管中心结节,斑片磨玻璃影间或伴实变,气体陷闭形成的马赛克征象等）	低氧血症
BALF 淋巴细胞增加,通常＞40％（如果进行了 BAL）	
相应的组织病理学变化（淋巴细胞渗出为主的间质性肺炎,细支气管炎,肉芽肿）（如果进行了活检）	
自然暴露刺激阳性反应（暴露于可疑环境后产生相应症状和实验室检查异常）或脱离抗原接触后病情改善	

急性 EAA 需要与感染性肺炎（病毒、支原体等）鉴别，另外也需要与职业性哮喘鉴别。慢性 EAA 需要与各种其他原因所致的间质性肺炎、结节病和肺结核进行鉴别。需要与 EAA 进行鉴别的疾病列于表 4-6。

表 4-6　EAA 不同阶段的鉴别诊断

急性

A.急性气管支气管炎，支气管炎，肺炎

B.急性内毒素暴露

C.有机粉尘毒性综合征

D.变应性支气管肺曲霉菌病（ABPA）

E.反应性气道功能异常综合征

F.肺栓塞

G.吸入性肺炎

H.隐源性机化性肺炎（COP）

I.弥散性肺损害

亚急性

A.反复肺炎

B.ABPA

C.肉芽肿性肺疾病

D.感染：结核，真菌

E.铍病

F.硅沉着病

G.滑石沉着病

H.朗格汉斯细胞组织细胞增生症

I.Churg Strauss 综合征

J.韦格纳肉芽肿

K.结节病

慢性

A.特发性肺纤维化（IPF）

B.COPD 合并肺纤维化

C.支气管扩张

D.鸟型分枝杆菌肺疾病

九、治疗

根本的预防和治疗措施是脱离或避免抗原接触。改善作业卫生、室内通风和空气污染状况,降低职业性有机粉尘和环境抗原的吸入可以有效预防 EAA 的发生。单纯的轻微呼吸道症状在避免抗原接触后可以自发缓解,不必特殊治疗。但对于急性重症和慢性进展的患者则需要使用糖皮质激素,其近期疗效是肯定的,但是其远期疗效还没能确定。急性重症伴有明显的肺部渗出和低氧血症,经验性使用泼尼松 $30\sim60$ mg/d,1~2 周或直到临床、影像学和肺功能明显改善后减量,疗程 4~6 周。亚急性经验性使用泼尼松 $30\sim60$ mg/d,2 周后逐步减量,疗程 3~6 个月。如果是慢性,维持治疗时间可能需要更长。

十、预后

如果在永久性影像或肺功能损害出现之前完全脱离抗原暴露,EAA 的预后很好。但是如果持续暴露,10%~30%会进展成弥散性肺纤维化、肺源性心脏病,甚至死亡。农民肺的病死率是 0~20%,与发作的次数相关。虽然急性大量暴露导致死亡的报告也有几例,但是死亡多发生于症状反复发作 5 年以上者。预后与 EAA 的形式或抗原的种类不同、暴露的性质不同有关。长期低水平暴露似乎与不良预后有关,而短期间歇暴露的预后较好。如在美国和欧洲的 PBD 有好的预后,而墨西哥的 PBD 预后较差,5 年病死率达 30%。不幸的是许多慢性 EAA 表现肺纤维化和肺功能异常,停止暴露后也只能部分缓解,因此早期诊断 EAA,脱离或避免抗原的接触是改善预后的关键。

第四节 肺泡蛋白沉着症

肺泡蛋白沉着症(PAP)是一种以肺泡内有不可溶性磷脂蛋白样物质沉积为特点的弥散性肺部疾病,原因至今未明。其临床症状主要表现为气短、咳嗽和咳痰。胸部 X 线呈双肺弥散性肺部浸润阴影。病理学检查以肺泡内充满有过碘酸雪夫(PAS)染色阳性的磷脂蛋白样物质为特征。该病由 Rosen 于 1958 年首次报道。肺泡蛋白沉着症可分为原发性或特发性(iPAP,约占 90%)、继发性(sPAP,<10%)和先天性(cPAP,2%)。

一、发病机制

肺泡蛋白沉着症的发病机制尚不完全清楚,电镜观察发现肺泡蛋白样沉积物和全肺灌洗物在结构上与由 Ⅱ 型肺泡上皮细胞分泌的含有层状体的肺泡表面活性物质(SF)非常相似,提示肺泡蛋白沉积物可能与肺泡表面活性物质代谢障碍有关。目前,大多数证据表明肺泡蛋白沉积物是由于肺泡表面活性物质清除障碍所致,而不是产生过多。正常情况下肺泡表面活性物质的产生与清除是一个复杂的动态过程,肺泡Ⅱ型上皮细胞不仅合成和分泌肺泡表面活性物质,而且还与肺泡巨噬细胞一道参与肺泡表面活性物质的清除。当某些因素导致肺泡巨噬细胞和肺泡Ⅱ型细胞功能发生改变,肺泡表面活性物质的清除能力降低,从而引发了表面活性物质在肺泡内的沉积。

(一)特发性 PAP

iPAP 患者体内存在粒细胞巨噬细胞集落刺激因子(GM-CSF)中和抗体,导致维持肺泡巨噬细胞功能的 GM-CSF 不足,肺泡巨噬细胞功能出现障碍,不能有效清除肺泡表面活性物质。

1994 年 Dranoff 等发现在去除 GM-CSF 基因的小鼠肺泡有蛋白样物质沉积,其病理表现与人类 PAP 相似。之后有许多学者对此进行了研究。目前已证实,GM-CSF 基因敲除小鼠肺泡巨噬细胞功能存在缺陷,表现在:细胞直径变大、吞噬功能降低、表面活性物质代谢能力降低、细胞表面的整合素、Toll 样受体-2、Toll 样受体-4 和黏附分子的表达降低、细胞因子(IFN-r、PGE_2、TNF-α、IL-6、IL-18、白三烯-C、白三烯-D、白三烯-E_4)产生下降。给 GM-CSF 基因敲除小鼠吸入 GM-CSF 可以逆转肺部 PAP 病变,提示 GM-CSF 在 PAP 发病机制中起重要作用。

在人类,GM-CSF 与 iPAP 之间的关系也已被许多研究所证实。1996 年 Seymour 及其同事首先报道了用 GM-CSF 成功治疗 iPAP 的案例,并发现 iPAP 患者的疗效与给予 GM-CSF 的剂量存在着一定相关性,提示 iPAP 患者体内存在着相对 GM-CSF 不足。通过进一步的研究,Kitamura 及其同事发现,在11 名 iPAP 患者的支气管肺泡灌洗液(BALF)和 5 名患者的血清中存在抗 GM-CSF 的 IgG 型中和抗体,但是在继发性 PAP、健康对照者以及其他肺部疾病的血清和 BALF 中均未发现 GM-CSF 抗体的存在。随后克利夫兰临床医院进行了系列研究,在 40 例 iPAP 患者的 BALF 和血清中均检测到抗 GM-CSF 中和性抗体存在,其中血清最低滴度为 1:400,最高滴度为 1:25 600。而正常健康者中最高滴度仅为 1:10,当血清滴度的 cutoff 值为 1:400 时,对 iPAP 的敏感性是100%,特异性为100%,20 例 BALF 标本中均存在抗 GM-CSF 抗体,并且滴度均不低于 1:100,而正常健康者和其他肺部疾病者均未检测到此抗体,这提示 iPAP 患者出现的相对 GM-CSF 不足是由于体内中和抗体的存在。

(二)先天性 PAP

肺泡表面活性物质相关蛋白 B 基因（SP-B）突变已被证实与先天性肺泡蛋白沉着症（cPAP）有关,目前,已经证实 SP-B 基因至少存在 2 个突变位点,一个是第 121 位碱基 C 被三个碱基 GAA 所替代,另一个是第 122 位点上缺失了一个碱基 T,两种基因突变均可导致肺泡表面活性物质中 SP-B 缺失,但先天性肺泡蛋白沉着症的临床表现差异很大,提示可能还有其他位点或新的 SP 基因突变参与。另外GM-CSF /IL-3/IL-5受体 βc 链缺陷,导致 GM-CSF 不能与其受体结合也是先天性 PAP 的原因之一。

(三)继发性 PAP

某些感染、理化因素和矿物粉尘吸入,如白消安、苯丁酸氮芥、硅尘和铝尘等可能与肿泡蛋白沉着症有关,另外有些疾病特别是血液系统恶性肿瘤,如髓白血病、淋巴瘤、范科尼贫血以及 IgG 型免疫球蛋白病等也可发生肺泡蛋白沉着症。其发病机制目前尚不完全清楚,可能与上述状态下,导致肺泡巨噬细胞功能受损有关。

总之,肺泡蛋白沉着症的发病机制目前尚不完全清楚,上述任何一种病因均不能完全解释所有病例。需要今后进一步研究。

二、病理表现

(一)肉眼观察

肺大部呈实变,胸膜下可见弥散性黄色或灰黄色小结节或小斑块,结节直径由数毫米到2 cm不等,切面可见黏稠黄色液体流出。如不合并感染,胸膜表面光滑。

(二)光镜检查

肺泡及细支气管腔内充满无形态的、过碘酸雪夫（PAS）染色阳性的富磷脂物质（图 4-19）。肺泡间隔正常或肺泡隔数目增多,但间隔内无明显的纤维化。肺泡腔内除偶尔发现巨噬细胞外无炎症表现。

(三)电镜检查

肺泡腔内碎片中存在着大量的层状结构,由盘绕的三层磷脂构成,其结构类似肺泡表面活性物质。

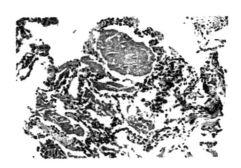

图 4-19 肺泡及细支气管腔内充满无形态的 PAS 染色阳性物质

三、临床表现

本病发病率约为 0.37/10 万,患病率约为 3.7/100 万。男性多于女性,男女比约 2.5∶1,任何年龄均可发病,但 30～50 岁的中年人常见,平均 40 岁,约占病例数的 80%。3/4 的患者有吸烟史。

本病的临床表现差异很大,有的可无任何临床症状,仅在体检时发现,此类约占 1/3;约有 1/5 的患者则以继发性肺部感染症状为首发表现,有咳嗽、发热、胸部不适等;另有约 1/2 的患者隐匿起病,表现为咳嗽、呼吸困难、乏力,少数病例可有低热和咯血,呼吸道症状与肺部病变受累范围有一定关系。体格检查一般无特殊阳性发现,肺底有时可闻及少量捻发音,虽然呼吸道症状与肺部病变受累范围有关,但临床体征与胸部 X 线表现不平衡是本病的特征之一。重症患者可出现发绀、杵状指和视网膜斑点状出血。极少数病例可合并肺源性心脏病。

肺泡蛋白沉着症患者合并机会感染的概率较大,为 15% 左右,除了常见的致病菌外,一些特殊的病原菌如奴卡菌属、真菌、组织胞浆菌、分枝杆菌及巨细胞病毒等较为常见。

四、X 线表现

常规的胸部 X 线表现为双肺弥散性细小的羽毛状或结节状浸润影,边界模糊,并可见支气管充气症。这些病变往往以肺门区密度较高,外周密度较低,酷似心源性肺水肿。病变一般不发生钙化,也不伴有胸膜病变或肺门及纵隔淋巴结肿大。

胸部 CT 检查,尤其 HRCT 可呈磨玻璃状和/或网状及斑片状阴影,可为对称或不对称性,有时可见支气管充气症。病变与周围肺组织间常有明显的界限且边界不规则,形成较特征性的“地图样”改变。病变部位的小叶内间隔和小叶间间隔常有增厚,表现为多角形态,称为“疯狂的堆砌”。(图 4-20)

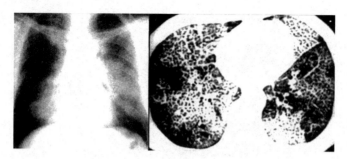

图 4-20　肺泡蛋白沉积症患者的胸部 X 线和胸部 CT

五、实验室检查

(一)血常规

多数患者血红蛋白正常,仅少数轻度增高,白细胞一般正常。血沉正常。

(二)血生化检查

多数患者的血清乳酸脱氢酶(LDH)明显升高,而其特异性同工酶无明显异常。一般认为血清 LDH 升高与病变程度及活动性有关,其升高的机制可能与肺泡巨噬细胞和肺泡 Ⅱ 型上皮细胞死亡的增多有关。少数患者还可有球蛋白的增高,但无特异性。近年来,有学者发现肺泡蛋白沉着症患者血清中肺泡表面活性物质相关蛋白 A(SP-A)和肺泡表面活性物质相关蛋白 D(SP-D)较正常人明显升高,但 SP-A 在特发性肺纤维化(IPF)、肺炎、肺结核和泛细支气管炎患者也有不同程度地升高,而 SP-D 仅在 IPF、PAP 和结缔组织并发的肺间质纤维化(CTD-ILD)患者中明显升高,因此,对不能进行支气管镜检查的患者,行血清 SP-A 和 SP-D 检查可有一定的诊断和鉴别诊断意义。

(三)痰检查

虽然早在 20 世纪 60 年代,就有学者发现 PAP 患者痰中 PAS 染色阳性,但由于其他肺部疾病(如慢性支气管炎、支气管扩张、肺炎)和肺癌患者的痰液也可出现阳性,加之 PAP 患者咳痰很少,故痰的检查在 PAP 患者的使用受到很大限制。近年来,有学者报道,在 PAP 患者痰中 SP-A 浓度较对照组高出约 400 倍,此对照组疾病包括慢性支气管炎、支气管哮喘、肺气肿、IPF、肺炎和肺癌患者,提示痰 SP-A 检查在肺部鉴别诊断中有一定意义,但需进一步研究证实。

(四)GM-CSF 抗体检测

特发性 PAP 患者血清和 BALF 中均可检测到抗 GM-CSF 抗体,而在先天性 PAP、继发性 PAP 以及其他肺疾病中无此抗体存在,因此,抗体检测对临床诊断有实用价值,但目前尚无商品化的试剂盒。

(五)支气管肺泡灌洗液检查

典型的支气管肺泡灌洗液呈牛奶状或泥浆样。肺泡蛋白沉积物的可溶性很低,一般放置20分钟左右,即可出现沉淀。支气管肺泡灌洗液的细胞分类对 PAP 诊断无帮助。BALF 中可以以巨噬细胞为主,也可以淋巴细胞为主,CD4/CD8 比值可以增高也可降低。BALF 的生化检查如 SP-A、SP-D 可明显升高。将 BALF 加福尔马林离心沉淀后,用石蜡包埋,进行病理切片检查。可见独特的组织学变化:在弥散性的嗜酸颗粒的背景中,可见大的、无细胞结构的嗜酸性小体;PAS 染色阳性,而奥星蓝染色及黏蛋白卡红染色阴性。

(六)肺功能

可呈轻度的限制性通气功能障碍,表现为肺活量和功能残气量的降低,但肺弥散功能降低最为显著,可能是由于肺泡腔内充满蛋白样物质有关。动脉血气分析示动脉血氧分压和氧饱和度降低,动脉 CO_2 也因代偿性过度通气而降低。Martin 等报道 PAP 患者吸入纯氧时测得的肺内分流可高达 20%,较其他弥散性肺间质纤维化患者的 8.9% 明显升高。

(七)经纤支镜肺活检和开胸肺活检

病理检查可发现肺泡腔内有大量无定型呈颗粒状的嗜酸性物质沉积,PAS 染色阳性,奥星蓝染色及黏蛋白卡红染色阴性。肺泡间隔可见轻度反应性增厚和肺泡 Ⅱ 型上皮细胞的反应型增生。但由于经纤支镜肺活检的组织较小,病理阴性并不能完全排除该病。

六、诊断

由于肺泡蛋白沉着症患者的症状不典型,故诊断主要依据胸部 X 线检查和支气管肺泡灌洗或经纤支镜肺活检。PAP 的胸部 X 线表现需与肺水肿、肺炎、肺霉菌病、结节病、结缔组织疾病相关的间质性肺病、硅沉着病、肺孢子菌肺炎及特发性肺纤维化等相鉴别。支气管肺泡灌洗和经纤支镜肺活检是目前诊断 PAP 的主要手段。如支气管肺泡灌洗液外观浑浊,呈灰黄色,静置后可分层,则提示有 PAP 可能。光镜下若见到大量无定型、嗜酸性碎片,PAS 染色阳性,而奥星蓝染色及黏蛋白卡红染色阴性,则可明确诊断。经纤支镜肺活检组织若见到典型病理表现也可明确诊断。血清和 BALF 中抗 GM-CSF 抗体检查对 iPAP 有诊断价值。

七、治疗

由于部分肺泡蛋白沉着症患者的肺部浸润可以自行缓解,因此,对于症状轻微或无临床症状的患者,可以不马上进行治疗,适当观察一段时间,当患者症状明显加重或患者不能维持正常活动时,可以考虑进行治疗。

(一)药物治疗

对于症状轻微或生理功能损害较轻的患者,可以考虑使用溶解黏液的气雾剂或口服碘化钾治疗,但效果均不可靠。有人曾试用胰蛋白酶雾化吸入,虽然可使部分患者症状有所改善,但体外试验发现胰蛋白酶并不能消化肺泡蛋白沉着症患者的肺泡内沉积物,加之胰蛋白酶雾化吸入疗程长,可引起支气管痉挛、发热、胸痛、支气管炎等不良反应,因而逐渐被临床放弃。糖皮质激素对肺泡蛋白沉着症无治疗作用,而且由于本病容易合并感染,糖皮质激素的使用可能会促进继发感染,所以临床上不提倡使用糖皮质激素。

(二)全肺灌洗

全肺灌洗是治疗肺泡蛋白沉着症最为有效的方法。虽然到目前为止尚无随机对照研究,但有足够的证据表明全肺灌洗可以改善患者的症状、运动耐受能力、提高动脉血氧分压、降低肺内分流,改善肺功能。近年来还有学者证实全肺灌洗可以改善肺泡巨噬细胞功能,降低机会感染的发病率。

全肺灌洗的适应证:只要患者诊断明确,日常活动受到明显限制,均可认为具有全肺灌洗的指征。Rogers 等提出的指征是:①诊断明确;②分流率大于10%;③呼吸困难等症状明显;④显著的运动后低氧血症。

全肺灌洗需在全身麻醉下进行,患者麻醉后经口插入双腔气管插管,在确定双腔管的位置正确后,分别向支气管内套囊(一般位于左主支气管内)和气管套囊充气,以确保双侧肺完全密闭,然后用100%的纯氧给双肺通气至少20分钟,以洗出肺泡内的氮气。患者可取平卧位,也可取侧卧位。在用100%的纯氧给双肺通气20分钟后,在呼气末,夹闭待灌洗侧肺的呼吸通路,接通灌洗通路,以100 mL/min左右的速度向肺内注入加温至37℃的生理盐水,当肺充以相当于功能残气量(FRC)的生理盐水后,再滴入大概相当于肺总量(通常500~1 200 mL)盐水,然后吸出同量的肺灌洗液。这个过程反复进行,直至流出液完全清亮,总量一般10~20 L。灌洗结束前,应将患者置头低脚高位进行吸引。

在进行全肺灌洗过程中应密切监测患者的血压、血氧饱和度及灌洗肺的液体平衡。一侧肺灌洗之后,是否立即行对侧肺灌洗,需取决于患者的当时情况而定。如果患者情况不允许,可予2~3天后再行另一侧肺灌洗。全肺灌洗的主要优点是灌洗较为彻底,患者可于灌洗后48小时内症状和生理指标得到改善,一次灌洗后可以很长时间不再灌洗。其缺点是所需技术条件较高,具有一定的危险性。全肺灌洗的主要并发症是:①肺内分流增加,影响气体交换;②灌注的生理盐水流入对侧肺;③低血压;④液气胸;⑤支气管痉挛;⑥肺不张;⑦肺炎等。

(三)经纤维支气管镜分段支气管肺泡灌洗

经纤维支气管镜分段支气管肺泡灌洗具有安全、简便、易推广使用、可反复进行以及患者易接受等优点。一组对7例肺泡蛋白沉着症的患者进行了经纤维支气管镜分段支气管肺泡灌洗,除1例效果不好,改用全肺灌洗外,其余6例的临床症状均明显好转,劳动耐力增加,肺部浸润影明显减少,肺一氧化碳弥散量由治疗前的 $54.23\% \pm 15.81\%$ 上升到 $90.70\% \pm 17.95\%$,动脉血氧分压由治疗前的 (6.95 ± 0.98) kPa 上升到 (10.52 ± 0.73) kPa。灌洗液一般采用无菌温生理盐水。每次灌洗时,分段灌洗一侧肺,每一肺段或亚段每次灌入温生理盐水 $100 \sim 200$ mL,停留数秒钟后,以适当负压将液体吸出,然后反复进行 $2 \sim 3$ 次,再进行下一肺段灌洗。全肺灌洗液总量可达 $2\,000 \sim 4\,000$ mL。每次灌洗前应局部给予少量2%利多卡因以减轻刺激性咳嗽,吸引时可拍打肺部或鼓励患者咳嗽,以利于液体咳出。由于整个灌洗过程较长,可给予患者鼻导管吸氧。灌洗后肺部常有少量细湿啰音,第2天常可自动消失。必要时可适当使用口服抗生素,以预防感染。经纤维支气管镜分段支气管肺泡灌洗与全肺灌洗相比,前者对肺泡蛋白沉积物的清除不及后者,因而常需反复多次灌洗。

(四)GM-CSF 疗法

到目前为止 GM-CSF 治疗 iPAP 例数最多的一组报道来源于美国克利夫兰临床医院,他们于2004年应用重组人 GM-CSF 对 25 例 iPAP 患者进行了治疗研究,有 21 例完成了治疗方案。结果显示:9 例(43%)无效,12 例(57%)有效。在有效组,所有患者胸片评分均有改善,肺总量(TLC)平均增加了 0.9 L,一氧化碳弥散量(DLco)平均提高了 5 mL/(min·mmHg),平均肺泡-动脉氧分压差降低了 2.7 kPa(20 mmHg),在 5 μg/(kg·d)皮下注射剂量下,GM-CSF 疗法总体耐受良好,局部红斑和硬结的发生率为 36%,一例出现了嗜中性粒细胞减少,但停药后嗜中性粒细胞数天恢复。没有使用 GM-CSF 出现迟发性反应报道。

综合国外现有资料,GM-CSF 治疗 iPAP 总有效率为 50% 左右,并且存在着剂量递增现象(有些患者需要在加大剂量情况下,才能取得临床疗效),剂量从 5 $\mu g/(kg \cdot d)$ 到 18 $\mu g/(kg \cdot d)$ 不等,疗程 3 到 12 个月。有个别报道应用 GM-CSF 吸入治疗 iPAP 的案例。

虽然 GM-CSF 治疗 iPAP 取得了一定的疗效,但仍然有一些重要的问题,如 GM-CSF 的合适剂量是多少、疗程多长、GM-CSF 剂量与抗体的滴度有何相关性,以及给予 GM-CSF 的途径等没有解决,故这种新疗法的疗效尚需更多临床试验证实。

(五)血浆置换

血浆置换可以去除血液中各种分子,包括抗体、冷球蛋白、免疫复合物,因此该方法被用在自身免疫性疾病的治疗。iPAP 患者由于体内存在 GM-CSF 抗体,理论上说,可以进行血浆置换。目前仅有 1 例报道,iPAP 患者应用血浆置换后抗体滴度从 1:6 400 下降到 1:400,同时伴随着胸部影像学和氧合的改善。如果今后有更多的临床病例证实该方法有效,将为 iPAP 的治疗提供另一条途径。

(六)基因治疗

由于肺泡蛋白沉着症可能与 SP-B 基因突变、GM-CSF 表达低下以及 GM-CSF/IL-3/IL-5 受体 β 链缺陷等有关,因而存在着基因治疗的可能性。目前已有学者将正常 SP-B 基因、GM-CSF 基因通过病毒载体转入动物体内,并且成功表达,今后能否用于临床治疗尚需进一步研究。

八、预后

20%～25%的肺泡蛋白沉着症患者可以自行缓解,大部分患者需要进行治疗。肺泡灌洗使肺泡蛋白沉着症患者的预后有了明显改善。有 60%的患者经灌洗治疗后,病情可以改善或痊愈。有少数患者尽管反复灌洗,病情仍呈进行性发展,最终可发展为肺间质纤维化。影响肺泡蛋白沉着症预后的另一重要因素是肺部继发感染,由于肺泡蛋白沉着症患者肺泡巨噬细胞功能障碍、肺泡表面活性物质异常导致下呼吸道防御功能降低以及肺泡腔内蛋白样物质沉积易于细菌生长等因素共同存在,使得肺泡蛋白沉着症患者发生肺部感染,尤其是机会感染的概率大大增加,是导致死亡的重要因素。

第五章

纵 隔 疾 病

第一节 纵 隔 炎

纵隔炎可分为急性和慢性两种。前者为急性感染性病变,易迅速发展为纵隔脓肿,临床表现急重凶险,病死率较高;后者起病多潜隐,病理改变可表现为以肉芽肿病变为主者(亦称为肉芽肿样纵隔炎)或以纤维化病变为主者(亦称为成纤维化纵隔炎、纵隔纤维化或硬化性纵隔炎),临床主要表现食管、腔静脉及纵隔内其他脏器狭窄或梗阻所致的症状和体征。

一、急性纵隔炎

(一)病因

1. 继发于纵隔及其邻近脏器损伤或感染者

食管疾病是导致本病的常见原因,如食管癌手术后发生吻合口瘘、食管异物致食管穿孔、食管镜检查误伤食管致穿孔、食管扩张治疗等过程中损伤食管致穿孔、严重呕吐致食管损伤(Mallory-Weiss综合征)、剧烈咳嗽致食管破裂、食管癌坏死形成溃疡、放疗后食管壁坏死、气管切开后放置的气管内管压迫致气管食管瘘等,均可使含大量细菌的消化道或呼吸道液体进入纵隔,导致纵隔急性化脓性感染。气管插管或支气管镜检查损伤气管壁形成瘘管或气管术后吻合口瘘亦可引起本病。近年随着心脏外科手术的普遍开展,胸骨正中切口术后感染导致急性纵隔炎的病例日渐增多。其他如纵隔淋巴结、心包等部位的化脓性感染亦可蔓延至纵隔的疏松结缔中。纵隔邻近脏器如肺和胸膜化脓性感染可扩散到纵隔,腹膜后的化脓性感染及膈下脓肿等亦有累及纵隔者。战争期间钝性或贯通性胸部外伤是急性纵隔炎的常见原因。

2.下行性感染

颈深部筋膜间隙与纵隔是相通的,因此,口腔和颈部的化脓性感染可向下蔓延至纵隔导致本病,牙龈脓肿等口腔疾病所致的急性纵隔炎常为需氧菌与厌氧菌的混合性感染。

3.血行感染

血行感染可见于脓毒败血症患者,细菌(多为金黄色葡萄球菌)由身体其他部位经血行达到纵隔而致病。

由于纵隔内除各种脏器外为疏松的结缔组织,感染一旦发生常迅速蔓延,易于累及邻近脏器,如因食管穿孔所致的急性纵隔炎常并发脓胸。纵隔脓肿形成后亦可破入胸膜腔、食管、支气管等邻近组织。

(二)临床表现

本病起病急骤。全身毒血症状十分明显,高热、寒战、烦躁不安,严重者发生感染中毒性休克。继发于食管疾病者常有下咽不适或疼痛,其部位往往提示食管穿孔处;下行性急性纵隔炎常伴有原发感染灶的症状,如咽痛不适等。纵隔脓肿形成可压迫大气道,患者出现咳嗽、呼吸困难、发绀、心动过速等症状。胸骨后疼痛明显,并向颈部放射。感染向下蔓延时,可有上腹痛。体检患者多呈急性面容,胸骨触痛或叩痛,纵隔浊音界扩大,纵隔有积气者于颈部可扪及皮下气肿,发生脓胸或脓气胸者可查出胸腔积液或积气体征。周围血中见白细胞总数和中性粒细胞比例均明显增高。

X线胸片见两侧纵隔阴影增宽,一般以两上纵隔较明显,侧位胸片见胸骨后密度增高,气管和主动脉弓轮廓模糊。形成纵隔脓肿者见软组织影向纵隔的一侧凸出,可压迫气管或食管而使其移位,其内可见液平。纵隔气肿、颈部皮下气肿亦较常见。尚可见胸腔积液和积气的征象,左侧较多。对怀疑原发病为食管疾病者行食管碘油或有机碘液造影可证实食管穿孔、食管气管瘘、食管胸膜瘘等病变。CT扫描和磁共振成像对于明确纵隔脓肿的部位及确定引流治疗方案很有帮助。

(三)诊断

结合食管病变、内镜检查、口腔或咽部脓肿等相关病史,临床症状和体征以及相应的X线胸片改变一般即可作出临床诊断。

(四)治疗

1.内科治疗

早期依经验性用药原则选用大剂量广谱抗生素,对于继发于口腔和颈部脓肿的下行性感染者应注意抗生素既能覆盖需氧菌、又能覆盖厌氧菌,对于血行感染者应重点选用抗金黄色葡萄球菌的药物,病原菌明确后可参考体外药敏试验结果选药。加强支持疗法,对于因食管穿孔或食管瘘而需禁食者可经完全胃肠外营养疗法补足所需的各种营养成分。积极纠正休克,纠正缺氧。

2.外科治疗

针对原发病进行相应处理,如对食管穿孔进行修补。尽可能彻底引流。可用含稀释的抗生素的生理盐水行局部灌注冲洗。对于经胸骨正中切口行心脏手术后发生急性纵隔炎者,可再次开胸彻底清创、引流、灌洗,用肌瓣填充修复。

二、慢性纵隔炎

(一)病因

本病病因尚不十分清楚,已知多种感染与其有关,包括结核分枝杆菌、非结核分枝杆菌、真菌(如组织胞浆菌)、土壤丝菌和放线菌等微生物感染。此外,结节病、外伤性纵隔出血、药物中毒等可能与部分病例有关。有认为自身免疫可能参与了本病的发生。胸外放疗亦有引起本病的报道。尚有部分患者病因完全不明,称为特发性纵隔纤维化。

本病病理变化主要为肉芽肿样改变和纤维化样改变,有认为纤维化是由长期慢性肉芽肿演变而来。病变在纵隔内形成片状或团块状结构,压迫纵隔内重要结构而产生症状和体征。

(二)临床表现

早期患者可无明显症状。随病变缓慢加重,逐渐出现纵隔内器官粘连或压迫的相应表现。由于静脉壁薄易受压迫,故常出现上腔静脉阻塞综合征:患者头面部、颈部及上肢水肿;颈静脉充盈;胸壁静脉扩张,血液由上向下流动形成侧支循环;尚有食管静脉因侧支循环而曲张并破裂出血的报道。患者可有头痛、头昏、呼吸困难、发绀等症状。有时突然发生脑水肿症状。随着侧支循环的逐步建立,症状可代偿性缓解,有随诊数十年而仍生存者。病变压迫食管可产生吞咽不适甚至吞咽困难。气管和支气管受压可产生咳嗽,严重时可出现呼吸困难。压迫肺血管可致肺血管淤血、咯血、肺动脉高压、肺小动脉血栓形成等。喉返神经受压可出现声音嘶哑,膈神经受压可引起膈肌麻痹。

X 线胸片可无异常发现,也可见纵隔阴影增宽,纵隔内肿块状阴影凸出于肺野内,或仅见纵隔胸膜增厚,或见纵隔轮廓因纤维化性病变而显得僵硬平直,病变区内可见钙化阴影。静脉血管造影可显示上腔静脉阻塞等改变,尚可显示侧支循环血管。食管吞钡检查可见食管受压移位或狭窄。胸部 CT 有较大诊断价值,可见前上纵隔增宽,纵隔胸膜平直或向一侧凸出,边界不清,纵隔胸膜肥厚,尚可见纵隔内肿块影。气管、支气管、肺血管、腔静脉等的受压表现亦可在 CT 上显示。

(三)诊断

本病的诊断除依赖临床表现及影像学改变外,纵隔组织活检(开胸活检或经纵隔镜活检)有重要价值。鉴别诊断需考虑其他可以引起上腔静脉阻塞的疾病。

(四)治疗

慢性纵隔炎(包括肉芽肿样改变和纤维化样改变者)的治疗比较困难,现有疗法效果不肯定。对于慢性纵隔炎发病与真菌(如组织胞浆菌)或结核分枝杆菌感染有关者,抗真菌治疗或抗结核治疗是否有效尚无明确结论。治疗的目的在于减轻和控制症状。大多数慢性纵隔炎进展缓慢,且在病程中随着受压迫血管侧支循环的建立症状有自然缓解的倾向。对于纵隔内病变较局限者,可手术切除肉芽肿组织以缓解血管、食管的压迫症状。上腔静脉阻塞严重者,可手术建立人工侧支循环,也有试行血管内导管扩张或放置支架者。有试用糖皮质激素治疗者,但争议较大。

第二节 纵 隔 疝

纵隔疝是指一侧肺脏的部分组织通过纵隔突入到另一侧胸腔,它与纵隔移位不同,后者系整个纵隔连同其内容物向对侧移位,但二者在临床上较难鉴别,且常可并存。

纵隔在解剖学上有三个较薄弱的区域。①前上纵隔:位于第 1～4 肋软骨水平,前方为胸骨,后方为大血管,下方以心脏为界。②后上纵隔:位于主动脉和奇静脉之上第3~5胸椎水平,前方为食管、气管和大血管,后方为脊椎。③后下纵隔:位于主动脉弓、奇静脉和第5胸椎之下,前方为大血管和心脏,后方为降主动脉和脊椎。纵隔疝常发生于前上纵隔结构薄弱区,而发生于后上纵隔或后下纵隔者较少见。

一、病因

纵隔疝产生的原因为两侧胸腔的内压不均等,导致压力较高一侧胸腔内部分肺脏经纵隔结构薄弱区突入压力较低的一侧胸腔内,以恢复两侧胸膜腔内压的平衡。常见者如一侧肺大疱、张力性气胸、局限性阻塞性肺气肿、胸腔积液、肺囊肿和肿瘤等;或一侧肺不张、一侧全肺切除术后。也有因一侧胸腔病变产生瘢痕收缩而将健侧胸腔部分肺脏经纵隔结构薄弱区域牵拉进入患侧胸腔的,如见于肺结核纤维化、慢性胸膜炎瘢痕收缩等。

二、临床表现

纵隔疝的临床表现主要为原发疾病的症状和体征,如发生于张力性气胸者表现为严重的呼吸困难和循环紊乱,因纵隔疝常与纵隔移位并存,故体检时可见气管移位,心界移位,心尖冲动点移位等体征。

三、诊断

纵隔疝的诊断主要依赖胸部X线检查。后前位胸片可见局部透亮区域超过气管轴线,是肺组织疝入对侧胸腔的征象,疝入对侧的肺组织内很少见肺纹理。胸部CT可以清晰地显示纵隔疝的部位和范围,对于确诊价值很大。此外,胸部X线检查多有助于明确导致纵隔疝的原发疾病的诊断。

四、治疗

纵隔疝严重时可影响回心血流量和循环呼吸功能,致心力衰竭、呼衰发生,在治疗上主要是处理原发疾病。注意解决双侧胸腔压力不平衡问题,对脓(气)胸病例均行胸腔闭式引流术,疝入对侧的肺组织可很快恢复原位。选用强有力抗生素、超声雾化吸入起化痰及改善呼吸道通畅作用。对喘憋性肺炎,常规应用干扰素3天(100万U肌内注射,每天一次)。干扰素可以抑制细胞内毒素的复制,中断炎症的蔓延,在足够的抗体产生前即可使疾病早期康复。

第三节 纵隔气肿

纵隔气肿指气体在纵隔的结缔组织间隙内聚积。该症多见于新生儿和婴幼儿,文献报道发病率自0.04%～1%不等;成人亦不少见。成人男性发病多于女性。

一、病因和发病机制

根据纵隔内气体的来源部位可将纵隔气肿的病因和发病机制归纳为以下几类。

(一)肺泡壁破裂所致的纵隔气肿

肺泡壁因肺泡内压急剧上升或因其他疾病而发生损伤破裂即可导致气体由肺泡内进入肺间质,形成间质性肺气肿;气体再沿肺血管周围鞘膜进入纵隔。常因同时有脏层胸膜损伤而合并自发性气胸,但亦可见仅有纵隔气肿者。常见原因如用力剧咳或吸气后用力屏气致肺泡内压剧增,哮喘急性发作时气流严重受限致肺泡内压剧增(尤其常见于儿童),机械通气使用不当致气道压过高,张力性气胸时过高的胸腔内压亦可使邻近肺组织肺泡内压剧增致肺泡破裂,金黄色葡萄球菌肺炎等疾病致肺泡壁破坏,闭合性胸部外伤因外部剪切力致肺泡壁损伤等。

(二)纵隔内气道破裂所致的纵隔气肿

纵隔内气道破裂所致的纵隔气肿最常见于胸外伤患者,亦有少数气管肿瘤并发纵隔气肿的报道;纤维支气管镜检查可因操作过程中患者剧咳或用于憋气导致肺泡壁破裂而发生纵隔气肿,亦可因活检时损伤气道壁而使气体由气道破口进入纵隔。

(三)食管破裂所致的纵隔气肿

包括剧烈呕吐致食管破裂,食管外伤,内镜检查损伤食管,食管痉挛阻塞而致近端破裂,异物损伤食管,食管癌肿瘤组织坏死,食管手术后瘘等。

(四)颈部气体进入纵隔

如气管切开术后、甲状腺手术后、扁桃体切除术后等,空气自颈部创口进入皮下组织聚积,沿颈深筋膜间隙即可进入纵隔内。

（五）腹腔气体进入纵隔

胃肠穿孔、人工气腹术等，腹腔内气体可沿膈肌主动脉裂孔和食管裂孔周围的疏松结缔组织进入纵隔。

尚有部分纵隔气肿患者临床不能确定其气体来源部位及病因。

二、临床表现

纵隔气肿的症状轻重不一，主要与纵隔气肿发生的速度、纵隔积气量的多少、是否合并张力性气胸等因素有关。少量积气患者可完全无症状，仅于胸部X线片上见纵隔气肿的征象。积气较多、压力较高时，患者可感胸闷不适，咽部梗阻感，胸骨后疼痛并向两侧肩部和上肢放射。纵隔内大量积气或合并有张力性气胸者，临床表现危重，严重呼吸困难，烦躁不安，意识模糊甚至昏迷，发绀明显，若不及时抢救可很快危及生命。

体格检查可发现颈部皮下气肿，严重者皮下气肿可蔓延至面部、胸部、上肢，甚至蔓延至腹部和下肢。皮肤黏膜发绀，呼吸困难。病情严重者血压下降，脉搏频数。颈静脉怒张。心尖冲动不能触及，心浊音界缩小或消失，心音遥远，约半数患者可于心前区闻及与心搏一致的咔嗒声（Hamman征），以左侧卧位时较为清晰。并有张力性气胸者尚可见相应体征。

胸部X线检查对明确纵隔气肿的诊断具有决定性的意义。于后前位胸片上可见纵隔胸膜向两侧移位，形成与纵隔轮廓平行的高密度线状阴影，其内侧与纵隔轮廓间为含气体的透亮影，通常在上纵隔和纵隔左缘较明显，上述征象应与正常存在的纵隔旁狭窄的透亮带（即由视觉误差所产生的Mach带）相区别，其鉴别要点在于Mach带的外侧并无高密度的纵隔胸膜影。此外，部分患者尚可在胸主动脉旁或肺动脉旁发现含气透亮带。婴儿当纵隔内气体量较多时可显示胸腺轮廓。纵隔气肿在侧位胸片上表现为胸骨后有一增宽的透亮度增高区域，将纵隔胸膜推移向后呈线条状阴影，心脏及升主动脉前缘与胸骨间距离增大。胸部CT因不受器官重叠的影响，对纵隔气肿显示较清楚，尤其是当纵隔内积气量较小时较后前位胸片易于识别。X线检查尚可清晰地显示同时存在的气胸以及下颈部和胸部皮下气肿。

三、诊断

根据有诱发纵隔气肿的有关疾病史，有呼吸困难和胸骨后疼痛等症状，应考虑纵隔气肿的可能性；若尚有颈部和胸部皮下气肿、颈静脉充盈等体征，则应高度怀疑本症，并行胸部X线检查以明确诊断。应注意与其他可以引起胸痛、呼吸困难、发绀等症状的疾病相鉴别。

四、治疗

纵隔气肿治疗的关键在于采取积极措施控制原发疾病,如控制哮喘发作以缓解气流受限,对外伤所致气道损伤应及早进行手术治疗。对气管切开术后并发的纵隔气肿应立即拆除皮肤和皮下组织缝线,使气体可外逸。对合并气胸的纵隔气肿患者应尽早施行胸腔闭式引流术,许多患者随着胸腔内压力下降,纵隔气肿的程度亦可明显减轻。

对纵隔气肿本身应根据积气量多少和临床症状轻重决定治疗方案。对积气量少,症状不明显者不需特殊治疗,气体在 1~2 周内常可自行吸收。对积气量大,压力高,致使纵隔内器官受压出现呼吸循环障碍者,可经胸骨上切口行排气减压术。伴有大量皮下气肿者可行多部位针刺排气或小切口排气。酌情使用抗生素以预防或控制感染。

第四节　纵隔支气管囊肿

一、概述

纵隔支气管囊肿是一种少见的纵隔病变,发生率不高,占全部纵隔肿瘤和囊肿的 5.7%~6.3%,纵隔支气管囊肿可发生在各个年龄组,最常见于 30~40 岁的成年人,男性略多于女性。纵隔支气管囊肿常见于气管旁、隆突下、肺门和食管旁,左右侧分布无明显区别。当位于气管或食管附近时,囊肿常以纤维条索与气管或食管相连。囊肿偶与气管或支气管相通。有报告支气管囊肿出现于颈下部、腹部甚至更远的部位。支气管囊肿的临床表现可轻可重,可缓可急,取决于囊肿的大小,也反映其病理变化。较大的囊肿可压迫气管、支气管或食管,出现胸闷、胸痛、咳嗽、喘息、呼吸困难、反复发作呼吸感染或吞咽不适。囊肿压迫可引致上腔静脉梗阻、肺动脉狭窄、二尖瓣狭窄的症状也偶有报告。囊肿与气管支气管相通时可引起继发感染,如囊内积存大量感染性液体占据一侧胸腔,可造成急性呼吸窘迫,需急诊处理。有学者提出一例因纵隔支气管囊肿急性增大压迫气管致严重呼吸困难,急症手术后痊愈。文献有报告因囊肿致支气管阻塞反复发生肺不张,突然出现严重呼吸困难未能及时手术而死亡。因此当有不明原因急性呼吸困难,应当仔细检查纵隔有无肿物,诊断明确时需行急诊处理。当然小的纵隔支气管囊肿,尤其在成年人可无症状,仅在体查时为 X 线胸片发现。

二、诊断和鉴别诊断

纵隔支气管囊肿的诊断关键在于胸部影像学检查。较小的囊肿为纵隔结构所掩盖不易被发现,较大的支气管囊肿在后前位胸片表现为突自纵隔的半圆形或椭圆形阴影,密度均匀一致,边缘清晰光滑,当与支气管相通时可见气液面。侧位胸片可见肿物阴影全貌,断层相能清楚地显示囊肿存在,并可以与附近肺门结构相鉴别,在诊断上有重要意义。透视下有时可见囊肿随呼吸运动有形状改变。当附于食管时可随吞咽上下移动。总之对于上纵隔紧邻气管或支气管、密度均匀、边界清楚的肿物,应当想到纵隔支气管囊肿的可能。超声检查有助于鉴别肿物系囊性或实性。胸部 CT 检查对纵隔病变具有较高的诊断意义。临床上一般不需要纤维支气管镜检查和上消化道造影检查。纵隔支气管囊肿有时诊断颇不容易,尤其囊壁有钙化,囊内液体较稠厚,分隔多房时,酷似纵隔淋巴结核。在鉴别诊断上根据有无结核病史和结核中毒症状,有无其他处肿大淋巴结,抗结核治疗是否有效等,可与纵隔淋巴结核相鉴别。有学者提出 1 例女性患者,10 年前发现纵隔内圆形肿物影,诊断为纵隔淋巴结核,予抗结核治疗数年,家人和周围同事为避免传染一直在进行饮食隔离,但长期抗结核治疗病变无任何改变,最后经手术证实为纵隔支气管囊肿。通过纵隔内多数球形影、全身淋巴结肿大、贫血乏力等消耗症状,纵隔支气管囊肿与纵隔淋巴源性肿瘤也不难区分。但是临床上支气管囊肿和食管囊肿的鉴别并不容易,从起源上两者均起自胚胎前肠,部分支气管囊肿可附于食管壁上或嵌于食管肌层,区别在于病理组织学上。支气管囊肿壁内多衬假复层柱状纤毛上皮,壁内可有软骨及腺体,而食管囊肿壁内衬鳞状上皮,囊壁有固有的环形及纵形肌层,食管囊肿的病变部位多位于中后纵隔。由于两者的治疗原则均为手术摘除,鉴别诊断往往是病理学上关注的。

三、治疗

纵隔支气管囊肿诊断明确后,手术摘除即为主要治疗,但是手术方法视病变情况而异。孤立无粘连的支气管囊肿,完整摘除无困难。当支气管囊肿嵌入食管肌层时,可行囊肿剜除术;如囊肿因反复继发感染与周围脏器严重粘连时,则难以完整切除囊壁,为避免术中损伤大血管引起出血及切除不彻底,可先放出囊内液体,减轻对邻近脏器的压迫,再行囊肿切除。若囊肿不能完整地摘除时,可以切除部分囊壁,清除囊内感染,残余囊壁用碘酊涂抹,以破坏上皮的分泌功能。有学者依上述处理的几例术后均恢复良好,随诊未发现复发。有人报告应用纵隔镜对隆突下支气管囊肿进行抽吸治疗获得成功,但此种方法有一定适应证,难以保证术后长期不复发,仅适用于选择性患者。纵隔支气管囊肿手术后无复发,文献上也无支气管囊肿恶性变的报告。

第六章

胸 膜 疾 病

第一节 结核性胸膜炎

结核性胸膜炎是机体对结核分枝杆菌蛋白成分处于高度过敏状态时,结核分枝杆菌侵犯胸膜而引起的胸膜炎症。结核性胸膜炎是最常见的感染性胸膜疾病,好发于青壮年,男性多于女性。

一、病因

引起结核性胸膜炎的病原体是结核分枝杆菌。结核分枝杆菌到达胸膜的途径有 3 种。

(1)结核分枝杆菌经淋巴管到达胸膜。

(2)胸膜下结核病灶直接波及胸膜。

(3)经血行播散至胸膜。

二、诊断

(一)病史

有结核病或结核接触史。

(二)临床表现

多急性起病,类似于急性肺炎,也可呈亚急性或慢性形式。典型者早期表现为轻中度发热、刺激性咳嗽和胸痛,其中胸痛性质为剧烈的针刺样,多在患侧腋下较明显,深吸气或咳嗽时加重,患侧卧位时减轻。此时胸膜表面主要表现为充血、少量纤维素渗出,称干性胸膜炎。随着病情进一步发展,胸膜腔出现积液,称渗出性胸膜炎。随着胸腔积液的增多,胸痛逐渐减轻,但感胸闷,积液量大时可出现气急,尤以活动后明显,严重时不能平卧,呈端坐呼吸。当胸腔积液基本吸收后又可出现胸痛。结核性脓胸急性起病者中毒症状较明显,如恶寒、高热或多汗等。伴支气管胸膜瘘时则可咳出大量脓"痰"(即脓性胸腔积液),有时呈血性。慢性者多无发热,但常有较明显的贫血和消瘦。体征:早期体征不明显,患侧胸部可有局部压痛及呼吸减低,有时能闻及胸膜摩擦音。出现胸腔积液时,表现为患侧胸廓饱满,呼吸运动减弱,触觉语颤消失,叩诊呈实音,听诊呼吸音减弱或消失。如积液量较少,或为叶间积液、包裹性积液时,上述体征可不明显。慢性结核性脓胸者多伴患侧胸廓塌陷、肋间隙变窄。

(三)实验室检查

1.胸部 X 线检查

干性胸膜炎可无异常发现。少量积液时示肋膈角变钝;积液量较大时表现为肺野下部密度增高阴影,阴影上缘呈外高内低的弧形。叶间积液、包裹性积液需侧卧位胸片证实。

2.超声检查

可以准确判断有无胸腔积液的存在。并能引导胸膜腔穿刺定位,尤其是少量或包裹性积液时。此外,对有无胸膜增厚也有一定提示作用。

3.胸腔积液实验室检查

结核性胸膜炎胸腔积液一般呈草黄色,急性期也可呈血性。实验室检查为渗出液改变,以淋巴细胞为主,但在急性期中性粒细胞可占多数。胸腔积液经涂片或集菌较难找到结核分枝杆菌,结核分枝杆菌培养的阳性率也不高,约30%,必要时可试用 PCR 技术检测。但应注意假阳性及假阴性情况。测定胸腔积液糖、乳酸脱氢酶、腺苷脱氨酶及溶菌酶升高也有一定价值。结核性脓胸者外观呈稀薄脓性,可含有干酪样物质,普通细菌培养阴性,而抗酸杆菌涂片或培养阳性。

4.腺苷脱羧酶(ADA)

ADA升高见于大多数结核性胸膜炎患者,文献认为,ADA<40 U/L 时可排除结核性胸膜炎的诊断。

5.结核斑点试验(TB-SPOT)

大多数结核性胸膜炎患者静脉血和胸腔积液中 TB-SPOT 水平明显升高。

6.胸膜活检和组织培养

如发现结核性肉芽肿可助确诊。

7.其他

患者血白细胞计数及分类可正常,血沉多增快。

三、鉴别诊断

(一)细菌性肺炎

结核性胸膜炎急性期常有发热、胸痛、咳嗽或气促,胸部叩诊浊音,胸部 X 线检查表现为高密度阴影,可与肺炎球菌性肺炎混淆,尤其当后者伴有胸膜浆液纤维蛋白渗出时。但肺炎患者多急性起病,常咳铁锈色痰,肺部呈实变体征。痰培养可发现病原菌,抗感染治疗有效。胸腔积液穿刺检查有助于两者的鉴别。

(二)癌性胸腔积液

当患者年龄在 40 岁以上,无结核中毒症状时,尤其为血性胸腔积液时要注意与恶性肿瘤(如支气管肺癌、乳腺癌、淋巴瘤或胸膜间皮瘤)并发的胸腔积液进行鉴别。后者胸腔积液性质大多为血性,胸腔积液增长快,反复胸膜腔穿刺抽液而胸腔积液仍不消退,试验性抗结核治疗无效。测定胸腔积液乳酸脱氢酶、癌胚抗原、铁蛋白及进行胸腔积液细胞学和染色体检查有一定参考意义。胸部 CT 检查可见肺内肿瘤征,必要时可考虑胸膜活检或胸腔镜检查。

(三)其他

干性胸膜炎主要表现为胸痛时还应与带状疱疹、流行性胸痛相鉴别。渗出性胸膜炎也应与其他少见疾病引起的胸腔积液鉴别,包括各种风湿性疾病、胃肠道疾病或药物诱发的胸腔积液等。结核性脓胸应与普通细菌感染引起的脓胸鉴别,脓液进行结核分枝杆菌和普通细菌涂片和培养有助诊断。

四、治疗

(一)一般治疗

有发热等结核中毒症状时卧床休息;胸痛明显者可给予镇痛剂。

(二)抗结核药物治疗

切忌过早停药,以免发生远期肺或肺外结核。

(三)胸膜腔穿刺抽液

可减轻症状,还能防止纤维蛋白沉积引起的胸膜肥厚粘连,保护肺功能。一般每周抽液 1～2 次,每次抽液一般不要超过 1 000 mL,直至胸腔积液完全吸收或不能抽出。抽液过多过快,有时会引起复张性肺水肿。

(四)肾上腺糖皮质激素

具有减轻结核中毒症状和促进胸腔积液吸收的作用,但对于减轻胸膜肥厚粘连尚缺乏科学的依据。由于激素有一定的不良反应,并且能掩盖疗效的观察,因此应从严掌握其适应证。对于诊断明确、结核中毒症状重、胸腔积液渗出较多,在抗结核药物治疗的同时,可适量加用糖皮质激素,但仅用于炎症急性期,中毒症状减轻,胸腔积液明显吸收,即应缓慢停药。如泼尼松每天 30 mg 口服,至全身症状消失、胸腔积液吸收好转后可逐渐减量,一般用 6 周左右。停药不宜过快,否则易出现反跳现象。对于诊断不明的胸腔积液而采用抗结核药物试验性治疗时,不要盲目使用激素,以免延误诊断。

(五)结核性脓胸的治疗

单纯性结核性脓胸除全身应用抗结核药物外,应反复胸膜腔抽脓、冲洗和局部使用抗结核药物。一般每周抽脓 2～3 次,每次用生理盐水或 2%碳酸氢钠溶液冲洗脓腔,然后注入异烟肼 400～600 mg 或链霉素 0.5～1 g,脓腔可望缩小甚至消失。慢性脓胸如抗结核治疗效果不佳或胸膜增厚显著而明显影响呼吸功能,在有效的抗结核治疗基础上应手术治疗。

第二节 气　　胸

胸膜腔是由壁层和脏层两层胸膜构成的一个密闭的不含空气的潜在性腔隙,任何原因致胸膜破损,空气进入胸膜腔即形成气胸。气胸分为自发性气胸和创伤性气胸。自发性气胸又可分为原发性和继发性两种;原发性气胸主要发生在既往无基础肺疾病的健康人,继发于原有基础肺或胸膜疾病的则称继发性气胸。创伤性气胸是指胸部直接或间接创伤所引起,也包括诊断和治疗操作过程中引起的医源性气胸。本节主要叙述自发性气胸。

一、病因和发病机制

原发性气胸又称特发性气胸,多发生在 30～40 岁,男多于女,发病比例为(4～6):1;有侧发病多于左侧,约 10%为双侧;肺部常规 X 线检查常无异常发现,其发病主要是由于胸膜下肺表面的气肿泡或肺尖部肺内大疱破裂所致,发病机制尚不清楚。有人解释:由于肺本身的重力作用,整个肺内机械张力的分布不均匀,肺尖部肺泡壁的张力比肺底部的大,此处的肺泡壁易于扩张破裂。原发性气胸患者多为瘦长体型身材较高者,这一人群从肺底到肺尖的压力梯度比正常人大,肺尖部肺泡壁所承受的张力相对较高,因而更易引起肺尖部胸膜下局限性气肿泡而发生气胸。吸烟人群中原发性气胸发病率较高,停止吸烟可以减少气胸复发。上述病变也可能是吸烟、支气管或肺部炎症所致的纤维组织牵拉或通气不畅引起,或肺纤维组织先天发育不全(如马方综合征)所致。有报道认为,原发性自发性气胸可能有遗传因素,11.5%患者有家族史,人类白细胞抗原(HLA)单连体 A2B40 可能与原发性自发性气胸的发生有关,女性患者的家族史更明显,发病平均年龄较男性早 2~5 岁。

继发性自发性气胸,是在肺脏和胸膜各种疾病的基础上形成的气胸,因此临床症状较原发性气胸重,发病年龄也较高。最常见的病因是慢性阻塞性肺疾病(COPD)和肺结核并发肺大疱时,引流的小气道炎症狭窄、扭曲,肺泡内压急骤升高,导致大疱破裂,引起气胸。金黄色葡萄球菌、厌氧菌、革兰阴性杆菌等引起的肺化脓性病灶溃破入胸膜腔则引起脓气胸。近年获得性免疫缺陷综合征(AIDS)伴随的卡氏肺孢子菌感染引起的自发性气胸已受到重视。肺包虫囊肿破裂,肺吸虫等感染均可引起气胸。严重的支气管哮喘、肺癌、肺转移性肿瘤等疾病均可并发气胸。有时胸膜上具有异位子宫内膜,在月经期可以破裂而发生气胸(月经性气胸)。

气胸的发生大多数无明显诱因,凡能增加胸膜腔内压,尤其存在上述病因时病变区肺泡内压力增高因素均可诱发自发性气胸,剧烈运动、咳嗽、费力大便,甚至打哈欠、举物欢呼时,均可成为自发性气胸的诱因。乘坐飞机或潜水,因飞机迅速升高或潜水快速浮出水面,外界气压突然降低,肺内大疱胀大易于破裂。机械通气时,气道压力超过肺泡(尤其是病变组织)所能承受的压力时,也可诱发气胸。

二、病理生理

气胸时,胸膜腔内的负压消失使肺发生萎陷,可引起下述病理生理变化:①对通气功能的影响,主要表现为肺活量和最大通气量减少,属限制性通气功能障碍。一般肺压缩 20%以上,就可影响通气功能。②对气体交换功能的影响,气胸初始时,通气/血流(V_A/Q)比值下降,解剖分流增加,产生低氧血症,表现为动脉血氧饱和度(SaO_2)和动脉血氧分压(PaO_2)降低,但对动脉血二氧化碳分压($PaCO_2$)影响不太大,$PaCO_2$甚至低于正常。气胸发生数小时后,由于重新调整了 VA/Q 比例,使之恢复或接近正常比值,因此,PaO_2 和 $PaCO_2$ 可恢复正常,患者缺氧现象可能缓解。③对循环功能的影响,一般气胸对循环功能的影响不大或无影响,但张力性气胸可使回心血量减少,影响心脏搏出量,可引起血压下降,甚至发生休克。

三、临床类型

根据脏层胸膜破裂情况及胸腔内压力的变化将气胸分为 3 种类型。

(一)闭合性气胸

由于脏层胸膜裂口随着肺脏萎陷而关闭,空气停止继续进入胸膜腔,胸膜腔内压接近或稍超过大气压。抽气后,胸膜腔内压下降,留针 1~2 分钟压力不再上升。

(二)开放性气胸

破裂口开放,空气从破裂口随呼吸自由进出胸膜腔,实际是支气管胸膜瘘,胸膜腔内压力接近大气压力,测压表上显示在"0"上下,抽气后压力不变。

(三)张力性气胸

破裂口形成单向活瓣,吸气时,胸膜腔内压力降低,活瓣开放,空气进入胸膜腔,呼气时胸膜腔内压力升高,关闭活瓣,空气不能逸出,胸膜腔内压急骤上升,常在 0.78~0.98 kPa(8~10 cmH_2O),有时可高达 1.96 kPa(20 cmH_2O)以上,致呼吸困难严重,纵隔被推向健侧,循环受到影响。抽气后胸膜腔内压下降,后又迅速上升为正压。

四、临床表现

气胸的临床表现与气胸发生的快慢、肺萎陷程度和胸膜腔内压力大小、原有肺功能基础三个因素有关。

(一)症状

发病前可有咳嗽、提重物、剧烈运动等诱因,但许多是在正常活动或安静休息时发病。剧烈运动时发病不足 10%。典型表现为患侧突发胸痛,呈尖锐持续性刺痛或刀割痛,吸气加剧,多在前胸、腋下部,可放射到肩、背、上腹部。持续性胸骨后痛提示纵隔气肿的存在。因气体刺激胸膜,可产生短暂的刺激性干咳。这些症状多在 24 小时内缓解。继之出现呼吸困难,老年患者特别是既往肺功能严重减退者,在气胸量不大时,即可出现明显的呼吸困难;而既往无基础肺疾病的年轻人即使肺压缩80%以上,呼吸困难也可不明显。张力性气胸患者由于胸膜腔内压骤升,纵隔移位,呼吸困难显著并进行性加重,常伴有心动过速、恐惧、烦躁以及大汗、皮肤湿冷等休克表现。发绀多见于张力性气胸和原有肺功能不全者。

(二)体征

气胸患者的体征视积气量和有无积液而定,少量气胸时体征不明显,肺压缩在30%以上,可见患侧胸廓膨隆,呼吸运动减弱,叩诊呈鼓音,心、肝浊音区消失,语颤和呼吸音均减弱或消失。左侧少量气胸或纵隔气肿时,可在左心缘或左胸骨缘处听到与心跳同步的噼啪声,称为黑曼征,于左侧卧位呼气时最清楚;其产生机制可能为心跳挤压纵隔和左胸膜腔内的空气,或心跳使分开的脏壁层胸膜突然接触而产生。大量气胸可使心脏、气管向健侧移位。若颈、胸部触及握雪感,为皮下气肿的表现,也提示可能有纵隔气肿。

五、X线检查

气胸的典型X线表现为肺向肺门萎陷呈圆球形阴影,气体常聚集于胸腔外侧或肺尖,局部透亮度增加,无肺纹理;压缩的肺外缘可见发线状的阴影。少量气胸往往局于肺尖,常被骨骼掩盖,嘱患者深呼气,使萎缩的肺更为缩小,密度增高,与外带积气透光区呈更鲜明对比,从而显示气胸带。局限性气胸在后前位X线检查时易遗漏,需X线透视转动体位方能见到气胸。CT扫描可以确诊局限性气胸,并有助于肺大疱和气胸的鉴别,前者在透光增强区域可见肺大疱间隔的存在。在肺复张后,CT检查可以进一步明确基础肺部疾病。

六、诊断和鉴别诊断

根据患者突然发生胸痛、呼吸困难并有气胸体征,即可做出初步诊断。X线显示胸膜腔积气带是确诊的依据。在无条件或病情危重不允许作X线检查时,可在患侧胸膜腔积气体征最明显处行诊断性穿刺,抽气测压,若为正压且抽出气体,说明有气胸存在,即应抽出气体以缓解症状,并观察抽气后胸膜腔内压力的变化以判断气胸的类型。自发性气胸有时酷似其他心、肺疾病,应予鉴别。

(一)严重阻塞性肺气肿

有气急和呼吸困难,体检两肺叩诊反响增强,呼吸音减弱。呼吸道感染加重时,气急、发绀可加重,应仔细比较两侧叩诊和呼吸音是否对称,及时行X线检查可以鉴别。

(二)肺大疱

位于肺周边部位的肺大疱有时在 X 线检查时可误诊为气胸。肺大疱可因先天发育形成,也可因支气管内活瓣阻塞而形成张力性囊腔或巨型空腔,起病缓慢,气急不剧烈。从不同角度作胸部透视或 CT 检查,可见肺大疱为圆形或卵圆形透光区,疱内有细小的条纹,为肺小叶或肺血管的残遗物,肺大疱向周围膨胀,将肺压向周围;而气胸则见胸外侧的含气带,其中无肺纹理所见。肺大疱内压力与大气压相仿,抽气后,大泡容积无显著改变。

(三)急性心肌梗死

可突然发生胸痛、胸闷,甚至呼吸困难犹似气胸,但患者常有高血压及冠状动脉硬化性心脏病史,体征、心电图和 X 线检查有助于诊断。

(四)肺栓塞

有胸痛、呼吸困难和发绀等酷似气胸的表现,但患者常有咯血,并常有下肢或盆腔血栓性静脉炎、骨折、严重心脏病和房颤等病史,或发生在长期卧床的老年患者或肿瘤患者,体检或 X 线检查有助于鉴别。

七、治疗

自发性气胸的治疗旨在消除症状,明确并发症,促进肺复张,防止复发和慢性气胸的发生。治疗方法的选择取决于症状的严重程度和持续时间,是否有基础肺部疾病,既往发作史以及患者的职业。应选择能让患者尽早恢复正常生活和工作,并且复发率最低、痛苦最小的治疗方法。

(一)一般治疗

闭合性小量气胸(≤20%)患者若无症状,可不予特殊处理。但在发病后的24～48 小时内应密切观察,以保证气胸不再发展;嘱患者卧床休息,少讲话,减少肺活动。以利破口愈合和气体吸收。每天约有1.25%的胸膜腔内气体容积被吸收,如吸入高浓度氧(面罩呼吸或持续吸入),氧流量为每分钟 3 L,可使气胸气体吸收的速度提高达每天 4.2%,肺复张时间明显缩短。若复张延迟,气体进行性增多,症状加重,则需引流排气。

(二)排气疗法

1.穿刺抽气法

适用于闭合性气胸。患者取坐位或仰卧位,于第 2 肋间锁骨中线外或第 4 肋间腋前线处(如为局限性气胸,则根据气胸部位)消毒、局部麻醉,气胸针穿刺进入胸膜腔,测定初压,抽气至呼吸困难缓解或使胸膜内压在$-0.20\sim$ -0.40 kPa($-2\sim-4$ cmH$_2$O)停止;留针 3 分钟观察压力变化,判定气胸类型。一般抽气 1~2 次即可。抽气不能太快,以防复张性肺水肿。

2.胸腔闭式引流术

在上述部位局部麻醉后应用带针芯的粗套管针或用手术方法将引流导管插入胸膜腔,另一端接在水封瓶玻璃管上。①正压连续排气:将胸腔引流管连接于床旁的单瓶水封正压排气装置(图 6-1),引流的玻璃管端置于水面下 2 cm。闭合性气胸穿刺后观察数天肺未复张或交通性气胸和张力性气胸,用此方法可获良好效果。②持续负压排气法:对于闭式引流 1~2 周肺仍未复张,复发性或慢性气胸,可采用此法。胸腔引流管连接于负压连续排气装置(图 6-2),使胸膜腔内压力保持负压水平[$-0.78\sim-1.37$ kPa($-8\sim-14$ cmH$_2$O)]为宜。本法可迅速排气并能引流胸腔积液,促使肺脏迅速复张。

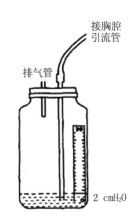

图 6-1 单瓶水封正压排气装置

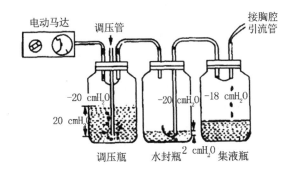

图 6-2 负压连续排气装置

(三)外科治疗

原发性气胸第1次发作后复发率为30%,以后的复发率持续增加。气胸的反复发作往往给患者的正常工作和生活造成较大影响。10%～20%的自发性气胸需外科治疗。自发性气胸的手术指征为:①长期气胸;②复发性气胸;③双侧同时气胸;④自发性血气胸;⑤特殊职业等。一些特殊职业首次气胸亦应手术治疗,如飞行员、潜水员、远洋船员以及地质队员等需要长期野外或边远地区工作者。手术治疗成功率高,复发率低。

1.开胸手术

包括完整肺大疱切除、部分肺大疱切除加胸膜粘连固定术。若肺内原有明显病变,可考虑将肺叶或肺段切除。

2.电视胸腔镜(video assisted thoracic surgery,VATS)

已被广泛地应用于自发性气胸的治疗。其优点为手术效果确实,复发率低,切口小,创伤少,术后恢复快。

(四)其他治疗

由于气胸的存在,出现限制通气功能障碍,肺活量及其他肺容量减少,严重者可出现呼吸衰竭。要根据患者情况适当给氧,并治疗原发病。防治胸腔感染,镇咳、祛痰、镇痛、休息、支持疗法也应予以重视。

八、并发症及其处理

(一)复发性气胸

约1/3气胸2～3年内可同侧复发。对于多次复发的气胸,能耐受手术者做胸膜修补术;对不能耐手术者,可考虑胸膜粘连疗法。可供选用的粘连剂有四环素粉针剂、凝血酶等。其作用机制是通过生物、理化刺激产生无菌性胸膜炎症,使两层胸膜粘连,胸膜腔闭锁,达到防治气胸的目的。胸膜腔注入粘连剂前,应用闭式引流负压吸引,务必使肺完全复张。为避免药物所致的剧烈胸痛,先注入适量利多卡因,让患者转动体位,充分麻醉胸膜,15～20分钟后注入粘连剂。嘱患者反复转动体位,让药液均匀涂布胸膜(尤其是肺尖)。夹管观察数小时(如有气胸症状随时开管排气),吸出胸腔内多余药物。若一次无效,可重复注药。观察2～3天,经透视或摄片证实气胸治愈,可拔除引流管。

(二)血气胸

自发性气胸伴有胸膜腔内出血称血气胸,是由于胸膜粘连带内的血管断裂。

肺完全复张后,出血多能自行停止。若继续出血不止,除抽气排液和适当输血外,应考虑手术结扎出血的血管。

(三)纵隔气肿和皮下气肿

高压气胸或抽气或进行闭式引流后,可沿针孔切口出现胸壁皮下气肿。逸出的气体还可蔓延至腹壁和上肢皮下。高压的气体进入肺间质,循血管鞘经肺门进入纵隔。纵隔气体又可沿着筋膜进入颈部皮下组织以及胸腹部皮下。X线片上可见到皮下和纵隔边缘含气带。纵隔内大血管受压,患者感到胸骨后疼痛,气短和发绀,甚至血压下降。

皮下气肿和纵隔气肿随胸膜腔内气体排出减压而能自行吸收,吸入浓度较高的氧气可以加大纵隔内氧的浓度,有利于气体的消散。纵隔气肿张力过高而影响呼吸和循环者,可作胸骨上穿刺或切开排气。

(四)张力性气胸并发循环障碍

病情危重危及生命,必须尽快排气。紧急时将消毒针头从患侧肋间隙插入胸膜腔,使大量积气得以由此自行排出,缓解症状。紧急时,还可用大注射器接连三路开关抽气,或者经胸壁插针,尾端用胶管连接水封瓶引流,使大量气体得以单向排出。亦可用一粗注射针,在其尾部扎上橡皮指套,指套末端剪一小裂缝,插入气胸腔作临时简易排气,气体从小裂缝排出,待胸腔内压减至负压时,套囊即塌陷,小裂缝关闭,外界空气不能进入胸膜腔。对张力性气胸应尽早行胸腔闭式引流术。

(五)复张性肺水肿

由于气胸或胸腔积液引流过速,包括负压吸引,致单侧萎陷的肺组织复张过快时可出现肺水肿,有时也可累及对侧。患者可有不同程度的低氧血症和低血压,常有顽固性咳嗽和胸闷,治疗主要给予吸氧和利尿剂,必要时行持续正压通气,可加快临床症状的缓解。复张性肺水肿严重时可危及生命,预防是重要环节。

第三节 脓 胸

脓胸是指脓性渗出液积聚于胸膜腔内的化脓性感染。按胸膜受累的范围,可分为局限性脓胸和全脓胸,单侧性脓胸或双侧性脓胸,局限性脓胸又称为包裹性脓胸。按病理发展过程可分为急性脓胸和慢性脓胸两大类。按病原菌不同可分为化脓性脓胸、结核性脓胸以及其他特殊病原性脓胸。

一、急性脓胸

(一)病因

致病菌以肺炎球菌、链球菌多见。但由于抗生素的应用，这些细菌所致肺炎和脓胸已较前少见，而葡萄球菌特别是耐药性金黄色葡萄球菌却大大增多。尤以小儿更为多见，且感染不易控制。此外，还有大肠埃希菌、铜绿假单胞杆菌、真菌、厌氧菌、阿米巴原虫等。

致病菌进入胸膜腔的途径有：①肺部化脓性病灶侵及胸膜或病灶破裂直接扩散到胸膜腔。②膈下脓肿、肝脓肿、纵隔脓肿、纵隔淋巴结炎和化脓性心包炎等邻近器官的化脓性感染直接穿破或经淋巴途径侵犯胸膜腔。③在全身败血症或脓毒血症时，致病菌可经血液循环进入胸膜腔。④胸部穿透伤带入细菌和/或异物引起胸腔内感染或化脓。⑤血胸的继发感染。⑥胸腔内手术后胸膜腔感染。⑦支气管瘘或食管吻合口瘘多种细菌引起的胸膜腔混合感染。⑧其他，自发性气胸引流后并发感染等均可形成脓胸。

(二)病理

感染侵犯胸膜后，引起胸腔积液大量渗出。初期为浆液性渗液，胸膜充血水肿，胸液含有白细胞和纤维蛋白，脓液稀薄。在此期若能排出渗液，肺易复张。随着病情的进展，脓液中纤维蛋白和脓细胞增多，沉积于壁层和脏层胸膜形成纤维素膜和多房性脓腔。纤维素韧性增强，纤维层逐渐增厚并覆盖胸膜，使肺膨胀受到限制。

(三)临床表现

急性炎症和呼吸困难是急性脓胸的两个主要症状。患者常有高热、胸痛、气急、食欲缺乏、深呼吸或咳嗽时胸痛加剧、白细胞总数和中性粒细胞增高等症状，积脓较多者尚有胸闷、咳嗽、咳痰症状。

查体可见急性病容及胸腔积液体征，即患侧呼吸运动减弱，全胸或下胸部肋间饱满，语颤减弱，叩诊呈浊音，听诊呼吸音减弱或消失。严重者可伴有发绀和休克。局限性脓胸，在病变部位可有些体征，叶间裂或纵隔的局限性脓胸，体征多不明显。

(四)X线检查

可见胸腔积液或包裹积液。少量积液仅表现为肋膈角变钝或模糊；大量积液,患侧呈现大片浓密阴影,纵隔向健侧移位;中等量以上积液时,显示外高内低的弧形浓密阴影。伴有气胸时则出现液面。若未经胸腔穿刺而出现液面者,应高度怀疑气管、食管瘘。

(五)实验室检查

胸腔积液为脓性,随病原不同,脓性质也不同,肺炎链球菌感染为黄色或黄绿色黏稠的脓性胸腔积液,链球菌感染为淡黄稀薄的脓性胸腔积液,金黄色葡萄球菌感染为黄色稠厚的胸腔积液,铜绿假单胞杆菌感染为淡绿色脓性胸腔积液,大肠埃希菌、粪产碱杆菌感染则胸腔积液有粪臭味,厌氧菌感染则有腐败臭味,阿米巴感染引起者为巧克力状脓性胸腔积液。胸腔积液中白细胞数超过$10 \times 10^9/L$,胸腔积液 pH 小于 7.2,葡萄糖浓度低于 2.24 mol/L(40 mg/dL),乳酸脱氢酶活力高于 1 000 U/L,胸腔积液涂片见大量细菌。胸腔积液的 pH 与胸膜的炎症程度相关性最好。胸腔积液中的蛋白质含量和比重缺乏特异性。

(六)诊断与鉴别诊断

发热、胸痛、气短,查体和 X 线检查为胸腔积液的征象,胸腔积液化验为脓性可确定诊断,抽得的脓液应分别送细菌涂片、细菌培养和抗菌药物敏感试验。根据脓液的性状和涂片染色显微镜检查结果可初步检出病原菌,以便及早选用敏感的抗生素。

类风湿性关节炎、急性胰腺炎和癌症患者的胸腔积液,有时酷似脓性胸腔积液。但恶性胸腔积液的 pH 极少低于 7.0,风湿病和胰腺炎胸腔积液的 pH 也很少低于 7.2,且风湿病的免疫试验阳性,胰腺炎的胸腔积液的淀粉酶升高。

(七)治疗

急性脓胸的治疗原则是:①根据致病菌对药物的敏感性,选用有效抗生素。②彻底排净脓液,使肺早日复张。③控制原发感染,全身支持治疗,如补充营养和维生素、注意水和电解质的平衡、纠正贫血等。

排除脓液的方法有以下两种。

1.胸腔穿刺抽液

适用于脓液相当稀薄且液量较少的患者。反复胸腔穿刺,尽量抽净脓液,每次抽吸后向胸膜腔内注入抗生素。

2.胸腔闭式引流

对于脓液较稠厚、穿刺不易抽净,或经过治疗脓量不见减少,患者症状无明显改善,应及早施行肋间闭式引流术;对于有多个脓腔、脓液稠厚,肋间闭式引流不能控制中毒症状的多房性脓腔,应用肋床闭式引流,即切开一段肋骨,切入脓腔,分开多房腔成为一个脓腔,放置大口径引流管做闭式引流。对于脓气胸、食管瘘或腐败性脓胸者,也应及早施行胸腔闭式引流。

脓液排出后,肺逐渐膨胀,两层胸膜靠拢,空腔逐渐闭合。若空腔闭合缓慢或不够满意,可尽早行胸腔扩清及纤维膜剥除术。如脓腔长期不能愈合,则成为慢性脓胸。

二、慢性脓胸

(一)定义

急性脓胸病程超过 6 周,逐渐转入慢性期,脓腔壁硬结,脓腔容量固定,称为慢性脓胸。

(二)病因

形成慢性脓胸的主要原因有以下情况。

(1)急性脓胸就诊过迟,未及时治疗,逐渐进入慢性期。

(2)急性脓胸处理不当,如引流太迟,引流管拔除过早,引流管太细,引流管位置不当,造成排脓不畅。

(3)合并有支气管胸膜瘘或食管胸膜瘘而未及时处理,细菌及污染物质不断进入胸膜腔。

(4)脓腔内有异物存留,如弹片、死骨、棉球、引流管残端等,使胸膜腔感染难以控制。

(5)胸腔毗邻的慢性感染病灶,如膈下脓肿、肝脓肿等溃破入胸膜腔引起脓胸。

(6)某些特殊感染,如结核菌、放线菌等慢性炎症所致的纤维层增厚,肺膨胀不全,使脓腔长期不愈。

(三)病理

附着在脓腔的纤维素,在初期尚易与胸膜分离,随着成纤维细胞和血管内皮细胞的侵入,纤维素层日益增厚,逐渐机化形成瘢痕,厚达数厘米,病程久者常有钙化。故慢性脓胸的主要特征是脏、壁层胸膜纤维性增厚,肺脏不能膨胀,脓腔不能缩小,感染也不能控制。壁层胸膜增厚的纤维板使肋骨聚拢,肋间隙变窄,胸廓塌陷。胸壁收缩内陷,脊柱侧凸,膈肌也因增厚的纤维板而固定,限制肺的呼吸运动,纵隔受瘢痕收缩牵引而向患侧移位,长期肺萎缩可引起支气管变形,排痰不畅而并发感染,也可并发支气管扩张和肺纤维化。这些都严重影响呼吸功能。长期慢性缺氧,可出现杵状指(趾)。慢性脓胸患者长期感染中毒,肝、肾、脾等脏器可有淀粉样变,功能减退。

(四)临床表现

慢性脓胸患者常有全身中毒症状,如长期低热、食欲减退、消瘦、乏力、贫血、低蛋白血症等,有时可有气促、咳嗽、咳脓痰等症状。

查体:胸廓内陷,呼吸运动减弱或无呼吸运动。肋间隙变窄,叩诊实音,呼吸音减弱或消失。严重者脊椎凸向健侧,纵隔和气管移向患侧,杵状指(趾)。从脓腔引流管注入亚甲蓝,若患者咳出的痰中有亚甲蓝的颜色,可证明有支气管胸膜瘘存在。让患者服亚甲蓝后,如发现自引流管排出,即可诊断食管胸膜瘘。

(五)X 线检查

可见胸膜增厚,胸廓内陷,肋间隙变窄,膈肌抬高,纵隔向患侧移位,胸膜可有钙化。

(六)治疗

慢性脓胸治疗原则:改善全身情况,缓解中毒症状和营养不良,消除致病源因和脓腔,去除坏死组织,尽力使受压的肺复张,保存和恢复肺功能。

1.全身治疗

增强患者对疾病作斗争的信心,尽快改善患者的营养状态。可输入氨基酸、多种维生素、多次少量输血,应用适量、有效的抗生素控制感染。

2.改进脓胸的引流

改进管腔较大的引流管,调整引流管的位置,不宜过深或太浅,有些患者经过改进引流后获得痊愈。

3.手术治疗

慢性脓胸经保守疗法久治不愈,肺部已有器质性改变或明显的胸膜肥厚引起的严重肺功能障碍者应考虑手术。术前应改善患者的一般情况,根据具体病情决定手术方法和选择手术时机。

(1)胸膜纤维板剥脱术:最大限度地恢复肺功能,是治疗慢性脓胸的主要原则之一。剥脱脓腔壁层胸膜和脏层胸膜上增厚的纤维板,使肺得以复张,消灭脓腔,改善胸廓呼吸运动,从而改善肺功能,又可免除胸廓畸形,是最理想的手术。

(2)胸廓成形术:目的是去除胸廓局部的坚硬组织,使胸壁内陷,以消灭两层胸膜间的无效腔。将脓腔顶部相应的肋骨和壁层胸膜内的纤维层切除,保留肋骨骨膜和肋间组织。适用于病程长、肺部不易复原的慢性脓胸患者。

(3)胸膜肺切除术:适用于慢性脓胸合并广泛而严重的肺内病变,如空洞、支气管高度狭窄或扩张、广泛纤维化、肺不张,或伴有不易修补成功的支气管胸膜瘘,可将纤维板剥除术加病肺切除术一次完成。但这一手术技术要求高、难度大、出血多、创伤重,必须严格掌握适应证。

第四节 乳 糜 胸

乳糜胸于 1933 年首次由 Bartolet 报告,临床上虽不常见,但随着胸腔手术的增加,这一疾病更为常见。但随着现代诊断和治疗水平的不断提高,乳糜胸患者的病死率已下降到 10% 以下。

一、定义

由于胸导管或其分支的损伤及病变造成乳糜在胸膜腔内积聚,称为乳糜胸。胸导管经膈肌主动脉裂孔进入后纵隔右侧上行于主动脉和奇静脉之间,于第 5 胸椎水平走向脊柱左侧。该管沿食管的左缘上行至第 1 胸椎水平汇入左颈内静脉和锁骨下静脉的交界部。因此第 5 胸椎水平以下的胸导管损伤可出现右侧乳糜胸,病损若在第 5 胸椎以上可引起左侧乳糜胸。乳糜胸约占所有胸腔积液的 2%。

二、病因

(一)创伤性

创伤性占病因的 25%,其中医源性损伤占创伤病因的 30%。最常见于胸腔手术。据统计,其发病率占胸腔内手术的 0.24%~0.5%。包括食管、主动脉、纵隔、心脏、肺和交感神经系统的手术可能引起胸导管或其分支的损伤。偶见于颈部手术、腹部交感神经切除术和根治性淋巴结清除术、腰部主动脉造影术、锁骨下静脉和左颈内静脉插管术后。

颈、胸部的刀、枪伤等穿透性损伤累及胸导管,致乳糜胸。肺脏外伤和脊柱骨折亦较易引起乳糜胸。外伤性乳糜胸以右侧多见,损伤的位置常为第 9、第 10 胸椎。有时脊柱突然过度伸展,举重、咳嗽、呕吐等剧烈动作,均可发生乳糜胸。

(二)肿瘤性

肿瘤性为最常见的病因,占 50%,其中以淋巴瘤最多见,约占恶性肿瘤患者的 75%。癌肿纵隔转移侵及胸导管或其分支也可引起乳糜胸。文献报告艾滋病并发 Kaposi 肉瘤,胸导管受累时可出现乳糜胸。

(三)特发性

较少见,在病因中占 15%,先天性乳糜胸是新生儿早期胸腔积液的最常见原因。发生于产后 1～7 天内,可伴有先天愚型综合征、Noonan 综合征、母体羊水过多、淋巴管瘤、先天性淋巴管扩张、H 型气管食管瘘及胸导管发育不良和闭锁等。

(四)其他

其他约占 10%,包括丝虫病、淋巴结肿大、结核病、结节病、淀粉样变性、狼疮、静脉血栓形成、二尖瓣狭窄、肝硬化、心力衰竭、各种良性肿瘤、肺淋巴管肌瘤病、淋巴管瘤、肠淋巴管扩张、蛋白丢失性肠病等,其中大多数很少引起乳糜胸。肺淋巴管肌瘤病极少见,但发生乳糜胸的概率较高,约 75%患者伴有乳糜胸。

三、发病机制

肠道形成的淋巴液进入胸导管,会同其中的其他成分就称为乳糜。其富含甘油三酯和乳糜微粒,呈乳白色。每天有 1 500～2 500 mL 的乳糜液进入血液循环。进食脂肪后,胸导管内淋巴流动较进食前增加。产生乳糜胸的机制如下。

(1)对胸导管或其分支的直接损伤。

(2)肿瘤或炎症直接侵蚀。

(3)外压性或放疗后使管腔闭塞,或先天性发育不良及闭锁,使淋巴管压力升高,产生淋巴、乳糜反流。

(4)静脉压力升高使淋巴管压力升高,导致淋巴管破裂。

先天性乳糜胸一般与分娩时胎儿先天薄弱的胸导管过度伸展、撕拉或淋巴管发育异常有关;或分娩时胎儿静脉压突然增高引起先天性薄弱的胸导管破裂。

四、临床表现

乳糜胸患者临床上除原发病所见的症状外,主要表现为乏力、体重减轻、尿少和脂溶性维生素缺乏、严重脱水、消瘦等营养不良的症状。胸膜腔内大量乳糜液的积贮,使肺组织受压,纵隔向对侧移位,胸闷、呼吸困难、心悸等,重者可出现休克。由于乳糜液有制菌作用,对胸膜腔的刺激性小,故患者多无发热、胸痛。

先天性淋巴管发育不良或扩张表现为"黄甲综合征",即黄色甲、淋巴水肿、乳糜性胸腔积液三联症。查体有胸腔积液的体征。

五、X线检查

呈胸腔积液征,常可见纵隔淋巴结肿大。

六、实验室检查

乳糜静置后可以分成3层:上层呈乳膏样,为乳糜微粒;中层呈乳状,为蛋白质及少量脂质成分;下层主要为细胞成分,多为小淋巴细胞。乳糜外观呈乳白色,为无臭的渗出液,比重为1.012~1.025,pH>7.40,总蛋白在30 g/L以上,白细胞计数平均为$5×10^9$/L,以淋巴细胞为主,脂肪含量超过4 g/L,主要为甘油三酯。

乳糜中加入苏丹Ⅲ酒精液呈红色,显微镜下见多数淋巴球和苏丹Ⅲ阳性的脂肪球。加乙醚于乳糜液中,震荡后静置,乳糜溶于乙醚层中,胸腔积液便见澄清。胸液甘油三酯测定:高于1.2 mmol/L,胆固醇/甘油三酯小于1。

七、淋巴管造影

用30%油碘剂碘苯酯从下肢淋巴管注入,可发现淋巴管、胸导管阻塞和破裂部位,观察淋巴管有无畸形、扩张、迂曲及造影剂外漏情况,24小时后了解淋巴管病变部位。

八、胸、腹部CT检查

胸部CT能在乳糜胸出现前显示后纵隔影增宽(乳糜胸存在);能发现纵隔及腹主动脉旁淋巴结病变。

九、开胸探查

对乳糜胸持续存在,上述检查不能明确病因诊断,CT显示异常,此时需考虑开胸探查。

十、诊断

详细询问病史对诊断十分重要,询问近日有无胸外科手术史,有无胸部钝伤或隐性外伤。加上患者有大量胸腔积液、进行性呼吸困难,抽出胸液呈牛奶状,则具有高度诊断价值。但呈此典型外观者仅约50%,有12%病例胸液呈浆液性或血性,尤其在刚手术后禁食或刚出生后新生儿未喂养时。若混浊液离心后上层液呈云雾状,提示有乳糜胸的可能。若混浊液离心后变清晰,则非乳糜液。诊断时还需明确胸导管破裂或堵塞的部位,并寻找原发病。

十一、鉴别诊断

(一)假性乳糜胸

假性乳糜胸常见病因为结核、类风湿性关节炎、充血性心力衰竭、梅毒等。这是由于胸腔积液在胸腔内停留时间较长(多大于 1 年),胸腔积液内的细胞成分分解、坏死,或产生胆固醇的细胞释放胆固醇,使胸液中的胆固醇含量相对较高,而甘油三酯的含量相对较低,增厚的胸膜又难以将此大量的胆固醇移去。与乳糜胸的鉴别见表 6-1。

表 6-1　乳糜液与假性乳糜液的鉴别

鉴别要点	乳糜液	假性乳糜液
外观	乳状	乳状
静置后的奶油层	有	没有
臭味	无臭味	无味或有臭味
pH	碱性	变化较大
脂肪球(苏丹Ⅲ染色)	有	没有
加乙醚	变清亮,容积变小	无变化
比重	>1.012	<1.012
微生物检查	无菌	一般无菌
甘油三酯	高(>1.2 mmol/L)	低
胆固醇	低	高(10.4~26 mmol/L)
胆固醇/甘油三酯	<1	>1
脂蛋白电泳	有乳糜微粒带	无
口服嗜碱性染料	胸液中有染料	无
显微镜检	淋巴细胞,油滴	各类细胞,胆固醇结晶
病因	外伤、肿瘤或结核等损害或压迫胸导管、先天性	长期胸腔积液、胸膜肥厚,如结核性胸膜炎、类风湿性关节炎
起病	较急	慢性、长期胸腔积液史

(二)脓胸

急性脓胸时可伴有全身中毒症状,患侧胸壁水肿、红热、压痛等体征。慢性脓胸患者常有胸痛、发热,白细胞增多。由于胸液中有大量的脓细胞,或脓细胞分解,发生脂肪变性、坏死,呈乳糜样外观。离心沉淀后上层变为清亮液,下层细胞沉渣或有形成分沉渣。胸液涂片和培养常可查到致病菌。

十二、治疗

(一)病因治疗

按引起乳糜胸的原因治疗。

(二)内科治疗

内科治疗的原则是既要维持足够的营养,又要减少乳糜的生成。经过治疗促进破裂口早期愈合,或经2~3周后淋巴管侧支扩张,侧支循环建立,最终达到乳糜胸的治愈。

1.饮食治疗

食物中的脂肪在小肠分解吸收,长链脂肪酸(碳原子12个以上)脂化后是经淋巴管、胸导管进入左锁骨下静脉,而短链脂肪酸(碳原子10个以下)不脂化则经门静脉吸收。故采用低脂肪饮食,推荐使用中链甘油三酯(MCT),不仅能维持营养,而且降低胸导管的乳糜流量和胸腔乳糜液的贮积,从而促进破口愈合。如需进一步减少淋巴流量,可禁食,而行静脉高营养。

2.静脉高营养

静脉输入多种氨基酸、多种维生素、各种电解质及足量水分,以维持患者的营养。

3.胸腔引流

大量乳糜胸液致呼吸困难时应行胸腔引流,引流和大气压相等时中止,不再加负压吸引,以免胸腔内压差增大反而促进乳糜漏出、营养状态恶化和胸腔漏修复困难。

(三)手术治疗

1.手术指征

(1)成人每天平均丢失乳糜液超过1 500 mL或儿童超过1 000 mL,并持续5天。

(2)经过2周保守治疗,乳糜量未见减少。

(3)保守治疗期间,营养状况急剧恶化。

2.手术方法

常用的手术方法有:直接结扎胸导管、大块结扎胸导管、胸腹膜腔分流术、胸膜切除术、肺包膜剥脱术等,而最多见的是直接结扎胸导管法。

第七章

肉芽肿疾病

第一节 浆细胞肉芽肿

浆细胞肉芽肿是炎性假瘤的一种,是一种炎症性肉芽肿。

一、病因和病理

发生原因不明,伴有明显感染症状的也有,但更多的是没有明显的临床炎症表现。考虑是浸润的浆细胞,淋巴细胞和组织细胞在炎症过程中有免疫反应与炎症的修复而形成的。以前根据瘤内所含细胞的种类及多少不同而又称为组织细胞瘤、黄色瘤、纤维黄色瘤、浆细胞瘤等。

二、临床表现

从一学者收集的 181 例看,发病年龄 1～73 岁,平均 29.5 岁,比恶性肿瘤年轻,男女各半。日本 64 例的发病年龄是 5～71 岁,平均 40.2 岁,男性 45 例,女性 19 例,男性明显更多。在肺的发生部位,左右没有明显差别。其症状有咳嗽、咳痰、发热、胸痛、咯血等,约半数病例有这些症状,另半数没有症状,多为体检发现。

胸片多表现为边缘清晰的单发性均匀球状阴影,但也有与恶性肿块相似的毛刺和胸膜牵引征的,也有呈浸润样影的。肿块内也有钙化或空洞的。尚未见有胸腔积液的报告。

少见的也有,有学者报告 1 例 11 个月间发展为 2 cm 大小肿块。还有报告 6 个月间迅速长大且有血痰的,呈浸润影及广泛的病例,也有在部分切除后 1 个月或 5 年自然消退的。

三、实验室检查

血白细胞上升、血沉升高。CRP 阳性的病例只是少数。从免疫学检查看,淋巴细胞亚群,PHA 幼化率、NK 活性均无异常,只见 IL-2 水平低。

四、诊断

经支气管肺活检往往因标本小,难以诊断。因此,常需要开胸肺活检或胸腔镜下活检才能确诊。

五、治疗

(一)轻中度患者

单独口服免疫抑制剂,首选烷化剂。

1.苯丁酸氮芥

苯丁酸氮芥对淋巴细胞有较高的选择性抑制作用,口服 3～6 mg/d,早饭前 1 小时或晚饭后 2 小时服用,持续至出现疗效后 1 周开始减量,这一过程需要 1～3 个月,总量为 350～500 mg。

2.硫唑嘌呤

硫唑嘌呤通常不作为首选用药,患者不能耐受苯丁酸氮芥或者单纯肾上腺皮质激素不能控制病情时应用。口服 1～4 mg/(kg·d),连用 1～3 个月后改为维持量 0.5～2 mg/(kg·d)。

(二)中重度患者

需要免疫抑制剂和肾上腺皮质激素联合应用。

1.环磷酰胺

口服 1～2 mg/(kg·d),应用 3～6 个月。病情缓解后仍应维持治疗满 1 年,剂量递减,每 2～3 个月减 25 mg。

2.肾上腺皮质激素

泼尼松口服 1～2 mg/(kg·d),见效后逐渐减量,至 6 个月时减至 10 mg/d。

3.维持治疗

对环磷酰胺不能耐受的患者维持治疗,可以改为硫唑嘌呤 2 mg/(kg·d)和泼尼松 5～10 mg/d 联合应用,疗程 6～12 个月。

六、预后

尚未见恶性变的报告。

第二节　肺嗜酸性肉芽肿

一、定义及概况

1953 年 Lichtenstein 把一组单核-巨噬细胞系统疾病(包括骨嗜酸细胞肉芽肿、汉-许-克病、累-赛病)统一命名为组织细胞增多病 X,以 X 表示病因不明。这三种疾病的组织病理方面相同,主要为组织细胞浸润,而临床表现有很大差异。

肺嗜酸性肉芽肿又称为原发性肺组织细胞增多症 X。如同时有骨病变或发展过程中出现骨病变,则不应列入原发性。故原发性肺组织细胞增多症 X 是指局限于肺部的病变,多发生在 20～40 岁,为成人型。

二、病因

此病的病因不明,但可能与下列因素有关,在诊断上要给予注意。研究认为约有 93.4％患者吸烟,因此认为该病与吸烟关系密切;此外可能与感染、免疫反应有关。

三、病理

病肺大体标本可见不规则结节播散于肺的周边,呈灰白色或黄色,直径<20 mm,结节剖面有空腔形成。

显微镜下肺组织随病变程度而异。早期肉芽肿为细胞性,以组织细胞、巨噬细胞、嗜酸性细胞和淋巴细胞,沿肺泡间隔浸润蔓延,呈星状肉芽肿,主要局限在支气管周围,管壁增厚;进而因闭塞性细支气管炎导致开放性的支气管显著减少。肺泡腔内亦填充了大量的组织细胞、巨噬细胞和淋巴细胞,类似脱屑性间质肺炎的表现。其中具有诊断特征的细胞是含有细致皱褶或锯齿状核仁的胞浆嗜酸性的细胞。

肺血管呈不同程度的肉芽肿反应,轻者仅表现为少量的内膜增殖,严重明显的病灶浸润,可引起小动静脉闭塞,使开放的血管腔广泛丢失,肺组织坏死,囊性改变,继而发生肺心病。

肺嗜酸性肉芽肿的炎症和纤维化的不同时期,均可出现大量的星状结节,纤维化牵缩引起的肺气肿和蜂窝肿,星状瘢痕具有诊断意义。

电镜可见组织细胞呈网球拍样的 X 小体,X 小体并非肺嗜酸性肉芽肿的特异表现,但是,结合临床症状与病理特征的综合分析,有助于嗜酸性肉芽肿的诊断。

四、临床表现

本病好发于 20~40 岁年龄的人,男性多于女性(男:女为 5:1)。但也有老年人原发性肺组织细胞增多症 X 的报告。常见的胸部症状为咳嗽、咳脓性痰、气急,可伴有咯血,14%的患者可发生自发性气胸。晚期有呼吸困难、发绀、肺动脉高压、肺心病体征,偶有杵状指、全身症状有发热、消瘦、乏力等。

五、诊断

(一)X 线改变

典型表现为两肺弥漫分布的网状阴影(82%),结节阴影(76%),空腔阴影(55%)。早期在炎症细胞浸润期可表现绒毛状阴影;中期两肺弥漫性结节性或网状结节性阴影,病变以两肺的上、中野为明显,两侧肋膈角很少受累,病变可以一侧肺或双肺。晚期两肺呈粗大的条索状阴影,有明显的囊泡形成,最后变为"蜂窝肺",偶尔表现为肺不张,伴有空洞的结节或肿块,可并发胸腔积液或肺门淋巴结肿大。

(二)CT 及高分辨 CT

CT 片比 X 线片更能显示空腔及小结节阴影,而其为肺嗜酸性肉芽肿主要及特征性表现,具有较大的诊断价值。高分辨 CT 的结果还反映了组织病理学改变,肺组织细胞增多病 X 的特征是不同病变期的囊性和结节性改变同时存在,与平片相比,高分辨 CT 能证实 5 mm 以下的结节更有价值,胸片因叠加效应呈现网状结节或气肿样改变,而高分辨 CT 呈现囊状阴影。

(三)肺功能

病变早期,肺容量缩小,弥散功能降低,肺顺应性降低。晚期病变,囊性纤维化,蜂窝肺发生,可出现阻塞性通气功能障碍。

六、鉴别诊断

(一)肺结节病

本病应首先与具有弥漫性结节类型的肺结节病相鉴别,其相似处较多,两者的呼吸道症状与全身症状都十分轻微或无症状,往往于体格检查拍 X 线胸片时发现,发展比较缓慢,早期两者都有自行缓解或痊愈的可能。两者虽为弥漫性阴影,但肺体积都不缩小。本病胸部X线阴影分布较均匀,结节病以中上肺病变明显,且绝大多数伴两侧对称性肺门淋巴结肿大,其他脏器常同时受累。实验室检查有血清蛋白、球蛋白倒置,γ-球蛋白升高,血管紧张素转换酶阳性,如有皮肤和浅表淋巴结受累,活检即可诊断。而前者病变局限于肺部,没有阳性实验结果,必须依靠支气管肺泡灌洗或肺活检才能确诊。

(二)特发性肺间质纤维化

虽然两者都为局限性肺部病变,但临床症状与预后迥然不同。两者虽有弥漫性阴影,但前者早期为小点,片状阴影混杂,分布比较均匀,纤维化程度较轻,肺体积无明显缩小,而特发性肺间质纤维化阴影首先出现在中下肺野外带,病变集中在中下肺,使下肺缩小,肺门下降并向纵隔靠拢,病变持续加重,晚期形成蜂窝肺,肺体积明显缩小,膈肌上抬。此外,临床症状亦有巨大差别,前者症状轻微,有自愈倾向;而后者持续恶化,自起病早期即出现进行性加重的运动性呼吸困难,可出现杵状指,肺部常听到细撕裂音。皮质激素虽有一定疗效,亦多限于临床症状的好转,两者实验室检查皆无阳性改变,故诊断都依靠肺活检。

(三)慢性外源性过敏性肺泡炎

慢性外源性过敏性肺泡炎是由于长期小量有机尘埃的吸入刺激所引起,此病往往仅有轻微咳嗽,于劳动后出现轻微的呼吸困难,少数无呼吸道症状,并无急性期的典型症状,脱离接触尘埃抗原后,于数月内呼吸道症状逐渐消退,因此常不引起患者重视,胸部X线检查可见散在的弥漫性结节阴影,分布较均匀,两者有不少相似之处,但后者必须有长期接触变应原的历史,再次接触病情可复发。

(四)弥漫性肺泡细胞癌

此病早期症状很轻微,随病情发展出现咳嗽、呼吸困难,并逐渐加重不能缓解,少数患者咳大量白色泡沫痰,每天多达 200 mL。胸部X线阴影早期可发生在一侧肺,然后逐渐向对侧发展。而原发性肺组织细胞增多症X线开始即为对称性阴影,其X线阴影虽增多,而呼吸道症状仍十分轻微。肺泡细胞癌痰中可找到癌细胞,两者均可通过肺泡灌洗找到癌细胞或组织细胞(X细胞),必要时需经肺活检。

七、治疗

本病治疗较好的药物为皮质激素,早期应用可取得良好的效果。泼尼松常规用量基本与特发性肺间质纤维化相似,开始 30 mg/d,可以顿服,或分 3 次口服。视病情及 X 线阴影吸收的情况,可逐渐减量,其维持量在 7.5 mg/d 左右,疗程 1~2 年。通过治疗,特别早期病变,应用激素后,可促使肺部病变吸收,防止肺间质纤维化。但病变的中、晚期疗效并不理想。对激素治疗无效后,应用青霉胺可使部分患者呼吸功能及其症状得以改善。雷公藤有抗炎及免疫抑制作用,部分患者也可应用。胸腺浸出液对伴免疫功能低下者有效。在疾病进展期也有部分患者应用细胞毒性药物,如环磷酰胺、苯丁酸氮芥。局部病灶放疗可延缓病情。

此病多数预后良好,其中有部分患者不经任何治疗即能自行缓解。经过治疗部分患者可获得痊愈,部分患者可吸收好转,治疗可防止病情继续恶化。也有部分患者逐渐向弥漫性肺间质纤维化发展致呼吸衰竭,最后死于呼吸衰竭。

第三节　淋巴瘤样肉芽肿

淋巴瘤样肉芽肿(LYG)是一种罕见的肺部疾病,绝大多数(超过 90%)患者有肺受累,其次为皮肤和神经系统,死亡率较高。有学者于 1972 年首先描述,开始因其兼有 Wegener 肉芽肿和淋巴瘤的临床和病理学特征,难以确定是变异性韦氏肉芽肿还是淋巴瘤,故称其为淋巴瘤样肉芽肿。近 40 年的广泛研究,目前认为 LYG 是由 EBV 阳性 B 细胞混合数量不等的反应性 T 细胞组成的血管中心和血管破坏性淋巴组织增生性疾病。另外无论其组织学形态、侵袭性还是疗效预后都具有良恶渐变的特点,部分已经为 B 细胞淋巴瘤。在 2008 年版的 WHO 关于淋巴造血组织的肿瘤的分类中,把 LYG 归属为 B 细胞淋巴瘤。

一、病因和发病机制

LYG 至今病因不明,其发病与免疫功能抑制、先天性或后天性免疫功能不全有关。即抑制性 T 细胞功能障碍,促使 B 细胞过度增生所致。器官移植、HIV 感染、X-淋巴增殖综合征、原发性免疫功能缺陷者患此病的风险均较常人高。可能是因为先天或后天的细胞免疫功能缺陷导致对 EBV 的免疫监控能力下降,机体不能完全清除 EBV 感染的 B 细胞,其基因编码一系列产物如抗细胞凋亡分子、细胞因子、细胞转录因子,并加强 EBV 的感染及细胞的增殖和转录,致使 B 细胞能在有活性的 T 细胞及其他反应性细胞伴随下无限制的克隆。

二、临床表现

LYG 的年龄范围是 2.5～85 岁,发病年龄多为 34～48 岁。男性多见,男女患病比例为 2：1。根据影像学和病理学的提示,LYG 最常累及的是肺(超过 90%),但仅 67% 有肺部表现,最常见的症状为咳嗽和呼吸困难,胸痛及咯血也可发生。全身系统的症状包括发热、抑郁、体重下降、关节肌肉疼痛。

皮肤是 LYG 常见的累及部位(25%～50%)。有 10%～25% 患者以皮肤损害为首发症状。有时可先于肺部受累 2～9 年出现。皮损表现为皮下结节、斑丘疹、红斑多见。血管损害时可见坏死的皮肤和溃疡形成。皮损可见于任何部位,但常见于臀部、股部及下肢。修复过程伴有瘢痕和色素沉着。

神经系统受累主要是中枢神经系统,仅次于肺和皮肤的常见受累器官,主要症状为头痛、失语、共济失调、感觉异常、精神错乱等。周围神经系统也有受累。其他系统病变包括肝大、肝功能异常。少数人出现淋巴结肿大、脾大和腹水等。

三、辅助检查

(一)实验室检查

一般无特异发现,部分患者白细胞计数增多和贫血,血沉正常或增快。肝酶轻度升高。类风湿因子可阳性,免疫球蛋白 IgM 或 IgG 轻度升高。

(二)胸部 X 线检查

胸部 X 线检查是发现 LYG 的主要手段,但缺乏特异性改变,表现依病程而异。以双下肺周边多发的片状阴影、肿块影和结节影常见,沿支气管血管束和小叶间隔分布。

(三)胸部 CT 表现

可分为 4 种不同类型。

1.类肺炎型

类肺炎型表现为双肺大片状密度增高影,多位于两肺下野边缘模糊,病灶内可见支气管征象。

2.肿块型

肿块型表现为双肺多发大小不等的不规则肿块,边缘不光整、欠锐利,有分叶,无毛刺,可合并坏死、空洞。

3.结节型

结节型表现为双肺多发大小不等的结节影,以中下肺野多见、结节边缘欠锐利。

4.混合型

混合型表现为双肺大片状密度增高影及不规则肿块或大小不等的结节影。

四、病理学表现

(一)大体

大体为灰黄或灰粉色结节,中心可有坏死和空洞形成。

(二)镜下

淋巴瘤样肉芽肿病组织形态具有以下特点:血管中心性淋巴细胞浸润,细胞成分的多样性,不同程度的坏死。病变有显著的血管中心和血管破坏性的分布特点。主要累及肌性动、静脉,血管壁全层有较多淋巴细胞浸润,内膜显著增厚,管壁狭窄,甚至闭塞。除大片坏死区外,无灶状管壁的坏死和肌层的断裂在早期或较小的病灶,病变主要局限于血管壁,随着病变扩大,可累及血管周围的肺组织。淋巴瘤样肉芽肿病浸润的细胞呈现多样性,有较多小淋巴细胞,少许组织细胞、浆细胞和数量不等体积较大的不典型淋巴细胞。但一般无中性粒细胞和嗜酸性粒细胞。尽管称其为淋巴瘤样肉芽肿病,但病变中无明显上皮样细胞肉芽肿和多核组织细胞。

(三)免疫组织化学染色

淋巴瘤样肉芽肿病的小淋巴细胞大多数为 CD2、CD3、CD4、CD45 RO 阳性的 T 辅助淋巴细胞,少数为 CD8 阳性的 T 杀伤细胞和 CD56 阳性的自然杀伤细胞。不典型大淋巴细胞 CD20、CD79a 阳性的 B 细胞,部分病例显示轻链限制性和免疫球蛋白重链重排阳性。EBER(+)。

(四)组织分级

LYG 的预后与其病变中的不典型淋巴细胞的数目有关,数量越多,预后越差。据此提出根据不典型淋巴细胞数量而定的 3 级分级系统,近来 WHO 分类对 LYG 组织分级提供了特殊标准,主要根据原位 EBV 阳性细胞数目和大 B 淋巴细胞的比例。

1.1 级

细胞成分多样主要为小淋巴细胞、组织细胞、浆细胞,不典型大淋巴细胞数量稀少,小于1%,可见 EBV RNA 阳性细胞($<$5 个/HPF),无坏死或局灶性坏死,呈良性病程。

2.2 级

不典型大淋巴细胞数量增多,但呈散在分布,常见 EBV RNA 阳性细胞,为 5~20 个/HPF,为交界病程。

3.3 级

病变体积明显增大,不典型大淋巴细胞数量明显增多呈片状分布常有广泛的组织坏死,许多细胞可见 EBV RNA 阳性($>$50 个/HPF)。组织学分级越高,预后越差。

通过基因重组技术证实,大多数 1 级病例为多克隆,而 2、3 级则多为单克隆免疫球蛋白。

五、诊断

本病的早期诊断困难,凡有肺部结节、皮肤损害、神经系统症状者应怀疑本病。影像学检查是发现及动态观察本病变化的主要手段,确诊需要依靠组织病理学检查。

如果呈现典型病理学特征,LYG 诊断不困难(CD20 阳性大 B 淋巴细胞和大量 CD3 阳性的小淋巴细胞的血管浸润、坏死,伴 EBV 感染的证据)。但如缺乏这些特征,诊断有一定困难,在疑难病例,病理诊断应结合临床以帮助确诊。

(一)主要诊断标准,必要条件

(1)混合的单核细胞浸润,包含大小不等的淋巴细胞,常有浆细胞和组织细胞,其呈结节状分布于肺实质和浸润血管壁。

(2)数量不等的 CD20 阳性大 B 淋巴细胞,形态不典型,其背景为 CD3 阳性的小淋巴细胞。

(二)次要诊断标准,支持条件

(1)不典型细胞浸润伴组织坏死。

(2)原位杂交显示 EBER(+)。

(3)影像显示肺内多发结节影,或皮肤、神经系统受累。

六、鉴别诊断

从病史、影像学特征以及组织形态的相似性,应与以下疾病相鉴别。

(1)包括淋巴瘤在内的多种淋巴增殖性疾病。

（2）坏死性肉芽性血管炎（Wegener 肉芽肿）。

（3）真菌或结核性肉芽肿。

（4）浆细胞性肉芽肿。

（5）器官移植或 MTX 导致的医源性免疫缺陷性淋巴增殖性疾病。

七、治疗

本病迄今尚无标准的治疗方案。单用糖皮质激素治疗效果差，多种药物联合效果较好。通常以大剂量的糖皮质激素加环磷酰胺为基础的联合化疗报道最多。现认为组织学分级 1、2 级且临床上无痛的病例推荐临床观察以及糖皮质激素治疗。1、2 级也可选择干扰素 α-2b。组织学 1、2 级但具有侵袭性的病例需单用或者联合化疗。强化治疗可用 R-CHOP 方案（利妥昔单抗、环磷酰胺、多柔比星、长春新碱、泼尼松）或者是 R-CVP 方案（利妥昔单抗加环磷酰胺、长春新碱、泼尼松）。组织学 3 级患者可按 EBV 阳性的大 B 细胞淋巴瘤治疗，一般可推荐用 R-CHOP 或类似的强化治疗方案。在联合化疗失败者，骨髓移植可一定程度地缓解病情和延长生存期。病变局限者可进行放疗或手术治疗，术后行全身系统化疗。

八、预后

本病预后个体差异较大，并且与组织分级密切相关。1、2 级患者生存期可以很长，尤其病变局限于肺内者。约 1/3 的 1 级和 2/3 的 2 级 LYG 患者进展为淋巴瘤，3 级均为淋巴瘤。部分患者在无任何治疗的情况下，病变自行消退。多数导致患者死亡，中位生存期为 2 年。死亡原因多为呼吸衰竭和咯血、中枢神经系统侵犯。

第四节　肉芽肿性血管炎

Wegener 肉芽肿（WG）是一种原因不明、累及全身多个系统的坏死性、肉芽肿性血管炎，属自身免疫性疾病。主要侵犯上、下呼吸道和肾脏。WG 通常以鼻黏膜和肺组织的局灶性肉芽肿性炎症为开始，继而进展为血管的弥漫性坏死性肉芽肿性炎症。临床常表现为鼻和鼻窦炎、肺部病变和进行性肾衰竭。可累及关节、眼、皮肤，亦可侵及眼、心脏、神经系统及耳等。WG 分为局限型和危重型，局限型常见,病变只限于上、下呼吸道,预后好。但实际上许多患者在其疾病过程中,终将累及到肾脏。危重型可表现为系统性血管炎,肾组织病理呈坏死性新月体肾小球肾炎,肺毛细血管炎及其伴随的临床综合征,多因急性肾衰竭而死亡。

一、流行病学

1931 年,有学者报道了 1 例以脉管炎和肉芽肿为病理特征,以破坏性鼻窦炎、多发肺脓肿和尿毒症为主要临床表现的病理,并命名为"结节性周围动脉炎的边界型"。1934—1935 年间,有学者先后观察到 3 例临床过程疑是感染中毒性疾病、病变累及上呼吸道、肺脏和肾脏等多个器官的患者。1936 年 9 月,德国病理学会第 29 届会议上,有学者详细报告了这 3 例患者的病理特征,命名为"广泛性感染中毒性血管病"。1947 年,有学者描述了结节性周围动脉炎中这种特殊类型患者的病理改变,并首次命名为"Wegener 肉芽肿"。1948 年,有学者将Wegener 肉芽肿从结节性周围动脉炎中分离出来,确认 Wegener 肉芽肿是一个独立的疾病。1954 年,有学者报道了 7 例 Wegener 肉芽肿,在复习公开报道的22 例病例基础上,提出了诊断本病的三联征:呼吸道坏死性肉芽肿、广泛分布的局灶性坏死性血管炎、坏死和肉芽肿病变的肾小球肾炎。

该病从儿童到老年人均可发病,年龄范围 5～91 岁,但 30～50 岁是本病的高发年龄,平均年龄为 41 岁。男性略多于女性,男女比例约 1.6∶1.0。平均发病率为 0.4/10 万人,未经治疗的 WG 病死率高达 90％以上,经激素和免疫抑制剂治疗后,WG 的预后明显改善。

二、病因

WG 病因至今未明,目前认为 WG 的发病可能与下列因素有关。

(一)遗传因素

有研究表明 WG 患者表达人类白细胞抗原(HLA)-B50 和 B55,以及 DR1、DR2、DR4、DR8、DR9 和 DQ7 的频率明显增加,而表达 HLA-DR3、DR6、DR13和 DRB1-13 的频率减少。遗传因素可能与 WG 有一定关系。

(二)感染因素

有学者发现 63％的 WG 患者鼻腔内长期携带金黄色葡萄球菌,而且携带金黄色葡萄球菌的患者 WG 复发率明显高于鼻腔金黄色葡萄球菌阴性的患者。但由于不能直接在病变部位找到病原体,认为感染因素在 WG 发病中的作用不是直接病因,可能是 WG 发病的促发因素。

(三)免疫因素

多数 WG 患者的自身免疫抗体中抗中性粒细胞胞质抗体(ANCA)阳性,且糖皮质激素和细胞毒性药物等免疫抑制剂治疗有效,因而认为该病的发生与免疫功能紊乱有关。

三、发病机制

WG 可能的发病机制如下:感染或其他原因等因素激活淋巴细胞释放淋巴因子,如肿瘤坏死因子(TNF)、白介素(IL)-1、IL-2、IL-8、干扰素(IFN)等,淋巴因子作用于中性粒细胞,使中性粒细胞内的蛋白酶 3 和髓过氧化物酶(MPO)等转移到细胞表面。

诱导机体产生抗体(ANCA):①ANCA 活化中性粒细胞,使后者释放蛋白酶 3 和 MPO 及其他氧自由基。蛋白酶 3 能降解细胞外基质蛋白,如弹性蛋白、纤连蛋白、Ⅵ型胶原、层连蛋白等;MPO 可以催化过氧化氢(H_2O_2),产生超氧阴离子。上述过程循环放大,最终结果是损伤血管内皮,引起血管炎。②血管内皮细胞在特定条件下,也可合成蛋白酶 3,ANCA 直接与内皮细胞结合,导致内皮细胞功能失调或溶解。③活化中性粒细胞表面的抗原蛋白酶 3 和 MPO 等带有阳电荷,可吸附于带有阴电荷的血管内皮如肾小球基底膜。ANCA 与蛋白酶 3 结合后,一方面可在肾脏局部形成免疫复合物,激活补体,引起组织损伤;另一方面促进溶酶体酶释放,对细胞本身广泛溶解引起严重而持久的损伤。④ANCA 可抑制对活化中性粒细胞释放毒性产物的中和反应,加重细胞损害。

四、病理

典型 WG 受累器官的基本病理改变有三种:①小、中等口径动静脉的坏死性血管炎;②坏死性肉芽肿;③炎症细胞浸润。炎症细胞以中性粒细胞、淋巴细胞、单核细胞为主,嗜酸性粒细胞较少。炎症细胞浸润最常见,见于所有病例;坏死性血管炎或肉芽肿见于 90%~95% 的病例。不同的病例中,三种病理改变可以呈现不同组合,即可以表现为其中任两种病理改变或三种病理改变同时存在。

(一)上呼吸道

可以侵犯鼻、鼻旁窦、喉、咽、口腔、耳,眼眶也可受累。病变初期为鼻旁窦黏膜增厚、鼻甲肥大、鼻旁窦软组织增生,随病情发展,可以出现坏死性溃疡和骨质破坏,少数病例鼻中隔穿孔。病理改变可见血管炎、肉芽肿或炎症细胞浸润。

（二）支气管和肺

病变可以侵犯支气管壁、支气管黏膜，也可以侵犯肺实质。可见 WG 的三种基本病理改变中两种或三种病理改变同时存在。

（三）肾脏

肾脏的主要病理变化是局灶性、坏死性、节段性肾小球肾炎，呈急进性、新月体形成肾小球肾炎改变。肉芽肿少见。

五、临床表现

WG 可累及多个系统，起病可急可缓，临床表现呈多样性。典型的 WG 有三联征：上呼吸道、下呼吸道和肾脏病变。

（一）一般症状

病初症状包括发热、疲劳、抑郁、食欲缺乏、体重下降、关节痛、盗汗、尿色改变和虚弱。其中发热最常见。

（二）上呼吸道症状

大部分患者以上呼吸道病变为首发症状。通常表现是持续地流清涕或脓涕，且不断加重。有时有上呼吸道的阻塞和疼痛症状，也可伴有鼻黏膜溃疡和结痂，鼻出血、唾液中带血丝。严重者可出现鼻中隔穿孔，鼻骨破坏，出现鞍鼻。咽鼓管的阻塞能引发中耳炎，导致听力减退或听力丧失。部分患者可因声门下狭窄出现声音嘶哑及呼吸喘鸣。

（三）下呼吸道症状

肺部受累是 WG 基本特征之一。约 50％ 的患者在起病时即有肺部表现，80％ 以上的患者将在整个病程中出现肺部病变。

胸闷、气短、咳嗽、咯血以及胸痛是最常见的症状，可出现胸腔积液及肺内阴影。约 1/3 的患者肺部影像学检查有肺内阴影，但无临床症状。严重者可发生弥漫性肺泡出血，出现呼吸困难和呼吸衰竭。查体可有叩诊浊音、呼吸音降低以及湿啰音等体征。

（四）肾脏损害

大部分病例有肾脏病变，出现蛋白尿，红、白细胞及管型尿，严重者伴有高血压和肾病综合征，导致肾衰竭，是 WG 的重要死因之一。无肾脏受累者称为局限型 WG，应警惕部分患者在起病时无肾脏病变，随病情进展可逐渐发展至肾小球肾炎。

(五)眼部受累

眼受累的最高比例可至 50% 以上,约 15% 的患者为首发症状。WG 可累及眼的任何区域,表现为眼球突出、视神经及眼肌损伤、结膜炎、角膜溃疡、巩膜外层炎、虹膜炎、视网膜血管炎、视力障碍等。

(六)皮肤黏膜表现

多数患者有皮肤黏膜损伤,表现为下肢可触性紫癜、多形红斑、斑疹、瘀点(斑)、丘疹、皮下结节、坏死性溃疡形成以及浅表皮肤糜烂等。皮肤紫癜最为常见。

(七)神经系统表现

很少有 WG 患者以神经系统病变为首发症状。约 1/3 的患者在病程中出现神经系统病变。以外周神经病变为常见,多发性单神经炎是主要的病变类型,临床表现为对称性的末梢神经病变。肌电图以及神经传导检查有助于外周神经病变的诊断。少部分患者出现癫痫或精神异常。

(八)关节病变

关节病变在 WG 中较为常见,发病时约 30% 的患者有关节病变,约 70% 患者病程中可有关节受累。多数表现为关节疼痛以及肌痛,1/3 的患者可出现对称性或非对称性以及游走性关节炎(可为单关节或多关节的肿胀和疼痛)。

(九)其他

WG 也可累及心脏而出现心包炎、心肌炎。胃肠道受累时可出现腹痛、腹泻以及消化道出血;罕见病例以急性胰腺炎为首发症状。尸检时可发现脾受损(包括坏死、血管炎以及肉芽肿形成)。泌尿生殖系统(不包括肾脏)如膀胱炎、睾丸炎、附睾炎等受累较少见。

六、实验室和其他检查

(一)影像学检查

上呼吸道影像学检查可见鼻旁窦黏膜增厚、鼻旁窦骨质破坏等改变。胸部影像学表现多种多样,典型的 WG 表现为两肺多发、大小不等的结节状影,以两下肺多见。肺结节大小多在 2~10 cm,多分布在支气管血管周围,结节外缘不规则,有时在结节与肺门之间可见"滋养血管"影、长毛刺征和胸膜牵拉征。约

50％的患者可以发现有厚壁空洞,洞壁内缘不规则,极少有液平和钙化。少部分患者可见弥漫性粟粒样表现或弥漫性磨玻璃影。

(二)肺功能检查

因为支气管内膜受累以及瘢痕形成,55％以上的患者在肺功能检测时可出现阻塞性通气功能障碍,另有30％～40％的患者可出现限制性通气功能障碍以及弥散功能障碍。

(三)纤维支气管镜检查

纤维支气管镜检查主要是用于发现气道内病变,包括声门下狭窄和溃疡性气管-支气管炎。由于WG病变分布常为局灶性,而且纤维支气管镜下经支气管肺活检所获组织标本量小,所以肺活检意义有限。

(四)组织活检

活体组织病理检查是诊断WG的主要措施。WG的主要组织学特点是血管炎、肉芽肿和坏死。其典型的血管炎改变为累及小、中动脉的坏死性或肉芽肿型血管炎;有时有血管阻塞或血管腔内血栓形成;少见的表现有小动脉、静脉、毛细血管中性粒细胞浸润和管壁破坏。上呼吸道活体组织病理检查创伤性相对较小,常作为首选,但阳性率较低:具有血管炎和肉芽肿2项病变者21％～23％,具有血管炎、肉芽肿、坏死3项病变者16％。肺活体组织病理检查室诊断WG阳性率较高。纤维支气管镜下经支气管肺活体组织病理检查虽然创伤小,但阳性率仅7％左右;开胸肺活检阳性率可达91％,其缺点是创伤性较大;电视辅助胸腔镜外科肺活检也可获得较高阳性率。肾脏活检主要用于除外其他肾脏疾病。肾脏活检主要病变为80％的患者呈节段性坏死性肾小球炎,仅8％的患者可以发现血管炎改变。皮肤活检可见到三种病理改变,即坏死性血管炎或白细胞碎片性血管炎、坏死性肉芽肿以及肉芽肿性血管炎。

(五)血液检查

少数患者红细胞和血红蛋白降低,白细胞和血小板增多。活动性WG患者可见血沉增快、C-反应蛋白增高,抗核抗体和类风湿因子阳性。所有这些改变都没有特异性。肾脏受累导致肾功能受损时,血肌酐、尿素氮升高,并可以发生水电解质紊乱和酸碱平衡失调。

(六)尿常规检查

所有WG患者都应进行尿液检查,以期发现肾脏受损情况。肾脏受累时可以有蛋白尿和/或镜下血尿、细胞管型等。

七、诊断

对有典型上、下呼吸道和肾脏受损的"三联征"患者,诊断并不困难。如只有一个或两个部位累及时,常易误诊或漏诊。WG 的诊断时间平均为 5～15 个月。有报道显示 40％的诊断是在不到三个月的时间里得出的,10％可长达 5～15 年才被确诊。WG 早期诊断至关重要。无症状患者可通过血清学检查 ANCA 以及鼻旁窦和肺脏的影像学检查帮助诊断。皮肤、上呼吸道、肺及肾脏活检可提供诊断依据,病理显示纤维蛋白变性、血管壁有中性粒细胞浸润、局灶性坏死性血管炎,上、下呼吸道有坏死性肉芽肿形成,以及肾脏病理为局灶性、节段性、新月体性、坏死性肾小球肾炎,免疫荧光检测无或很少免疫球蛋白以及补体沉积。必要时可进行胸腔镜或开胸活检以提供诊断的病理依据。

八、鉴别诊断

WG 主要与以下几种疾病鉴别。

(一)显微镜下多血管炎(MPA)

1993 年以前将显微镜下多血管炎作为韦格纳肉芽肿的一个亚型,现认为显微镜下多血管炎为一独立的系统性血管炎,是一种主要累及小血管的系统性坏死性血管炎,可侵犯肾脏、皮肤和肺等脏器的小动脉、微动脉、毛细血管和小静脉。常表现为坏死性肾小球肾炎和肺毛细血管炎。累及肾脏时出现蛋白尿、镜下血尿和红细胞管型。ANCA 阳性是 MPA 的重要诊断依据,60％～80％为 p-ANCA阳性,胸部 X 线检查在早期可发现无特征性肺部浸润影或小片状浸润影,中晚期可出现肺间质纤维化。

(二)变应性肉芽肿性血管炎[Churg-Strauss 综合征(CSS)]

变应性肉芽肿性血管炎常有重度哮喘;肺和肺外脏器有中小动脉、静脉炎及坏死性肉芽肿;外周血嗜酸性粒细胞增高。WG 与 CSS 均可累及上呼吸道,但 WG 常有上呼吸道溃疡,胸片显示肺内有结节、空洞形成,CSS 则不多见。WG 病灶中很少有嗜酸性粒细胞浸润,周围血嗜酸性粒细胞增高不明显,也无哮喘发作。

(三)淋巴瘤样肉芽肿病

淋巴瘤样肉芽肿病系多形细胞浸润性血管炎和血管中心性坏死性肉芽肿病,病变浸润细胞多为小淋巴细胞、浆细胞、组织细胞等,主要累及肺、皮肤、神经系统及肾间质,不侵犯上呼吸道。

(四)肺出血-肾炎综合征

以肺出血和急进性肾小球肾炎为特征的综合征,常有抗肾小球基底膜抗体阳性,并由此引致弥漫性肺泡出血及肾小球肾炎综合征,临床突出表现为发热、咳嗽、咯血及肾炎改变,一般无其他血管炎征象。常缺乏上呼吸道病变,肾病理可见基底膜有免疫复合物沉积。

(五)复发性多软骨炎

以软骨受累为主要表现,临床表现可有鼻塌陷、听力障碍、气管狭窄等,一般均有耳郭受累,而无鼻旁窦受累。实验检查 ANCA 阴性,抗Ⅱ型胶原抗体阳性有助诊断。

九、治疗

未经治疗的 WG 患者的预后很差,90%以上的患者在两年内死亡,死因通常是呼吸衰竭和/或肾衰竭。早期诊断、早期治疗,对预后有明显改善。通常治疗可分为 3 期,即诱导缓解、维持缓解以及控制复发。循证医学(EBM)显示糖皮质激素+环磷酰胺(CTX)联合治疗有显著疗效,特别是累及肾脏以及具有严重呼吸系统疾病的患者,应作为首选治疗方案。

(一)糖皮质激素

活动期时泼尼松 $1.0 \sim 1.5$ mg/(kg·d),用 $4 \sim 6$ 周或病情缓解后减量并以小剂量维持。对严重病例如中枢神经系统血管炎、弥漫性肺泡出血、进行性肾衰竭,可冲击疗法;甲泼尼龙 1.0 g/d×3 天,第 4 天改口服泼尼松 $1.0 \sim$ 1.5 mg/(kg·d),然后根据病情逐渐减量。

(二)免疫抑制剂

1.环磷酰胺

环磷酰胺为首选免疫抑制剂,每天口服 CTX $1.5 \sim 2$ mg/kg,也可用 CTX 200 mg,隔天一次。病情平稳时可用 1 mg/kg 维持。严重病例可给予 CTX 1.0 g 冲击治疗,每 $3 \sim 4$ 周一次,同时给予每天口服 CTX 100 mg。可使用一年或数年,撤药后患者可长期缓解。用药期间注意观察不良反应,如骨髓抑制等。研究显示,CTX 能显著改善 WG 患者的生存期,但不能完全控制肾脏等器官损害的进展。

2.硫唑嘌呤

硫唑嘌呤有抗炎和免疫抑制双重作用,有时可替代 CTX。用量为 $1 \sim$

4 mg/(kg·d),总量不超过200 mg/d。需根据病情及个体差异而定。用药期间应监测不良反应。

3.甲氨蝶呤(MTX)

MTX一般用量为10～25 mg,一周一次,口服、肌内注射或静脉注射疗效相同,如CTX不能控制可合并使用MTX。

4.环孢素(CsA)

作用机制为抑制IL-2合成,抑制T淋巴细胞活化。常用剂量为3～5 mg/(kg·d),但免疫抑制作用也较弱。

(三)其他治疗

1.复方磺胺甲噁唑片

对于病变局限于上呼吸道以及用泼尼松和CTX控制病情者,可用复方磺胺甲噁唑片进行抗感染治疗(2～6片/天),能预防复发,延长生存时间。特别具有预防卡氏肺囊虫感染作用。

2.生物制剂

新近研究发现TNF-α受体阻滞剂与泼尼松和/或CTX联合治疗能增加疗效,减少后者的毒副作用;有报道,对泼尼松和CTX治疗无效的患者可试用TNF-α受体阻滞剂,能收到理想的疗效。

3.血浆置换

对活动期或危重型病例,可用血浆置换治疗作为临时治疗。但需与激素及其他免疫抑制剂合用。

4.透析治疗

急性期患者如出现肾衰竭时需要透析治疗。

5.外科治疗

对于声门下狭窄、支气管狭窄等患者可以考虑外科治疗。

十、预后

WG通过药物治疗,尤其是糖皮质激素加CTX联合治疗,以及严密的随诊,能诱导和维持长期的缓解。以往,未经治疗的WG平均生存期是5个月,82%的患者一年内死亡,90%多的患者两年内死亡。目前大部分患者在正确治疗下能维持长期缓解。影响预后的主要因素是难以控制的感染和不可逆的肾脏损害。早期诊断、早期治疗,力争在肾功能损害之前给予积极治疗,可明显改善预后。

参考文献

[1] 杨晓东.现代临床呼吸病诊治[M].北京:中国纺织出版社,2021.

[2] 赵庆厚.现代呼吸病的诊断治疗进展[M].北京:中国纺织出版社,2020.

[3] 马育霞.呼吸科医师处方手册[M].郑州:河南科学技术出版社,2020.

[4] 何朝文.新编呼吸内科常见病诊治与内镜应用[M].开封:河南大学出版社,2020.

[5] 欧阳新平,何平平,王阳.急性呼吸道传染病防治手册[M].北京:科学出版社,2021.

[6] 武蕾.呼吸系统疑难重症中西医基础与临床[M].北京/西安:世界图书出版公司,2020.

[7] 李冠华.呼吸内科临床诊疗[M].哈尔滨:黑龙江科学技术出版社,2020.

[8] 郑彩霞.呼吸病的诊疗和预防[M].北京:科学技术文献出版社,2020.

[9] 常静侠.呼吸内科常见疾病新规范[M].开封:河南大学出版社,2021.

[10] 陈荣昌.呼吸与危重症医学[M].北京:中华医学电子音像出版社,2020.

[11] 杨汀.慢性呼吸疾病康复临床操作路径[M].北京:人民卫生出版社,2020.

[12] 席家宁,姜宏英,等.实用呼吸与危重症康复病例精粹[M].北京:清华大学出版社,2020.

[13] 胥杰,董燕丽,陈峰,等.常见呼吸内科疾病诊断与治疗[M].哈尔滨:黑龙江科学技术出版社,2021.

[14] 柳光远.呼吸内科疾病诊断与治疗[M].北京:北京工业大学出版社,2020.

[15] 许人.呼吸系统疾病病例分析[M].长春:吉林大学出版社,2020.

[16] 李圣青.呼吸危重症临床实践手册[M].上海:复旦大学出版社,2021.

[17] 包红.呼吸内科疾病诊疗与进展[M].北京:科学技术文献出版社,2020.

[18] 刘敬才.呼吸内科疾病诊断与治疗[M].北京:科学技术文献出版社,2020.

[19] 刘琳.呼吸系统疾病诊疗实践[M].北京:科学技术文献出版社,2020.

[20] 马雨霞.临床呼吸系统疾病诊疗规范[M].北京:中国纺织出版社,2021.

[21] 顾文超.实用临床呼吸内科学[M].天津:天津科学技术出版社,2020.

[22] 顾玉海.实用呼吸内科治疗学[M].天津:天津科学技术出版社,2020.

[23] 侯栋.实用呼吸病诊疗精要[M].长春:吉林科学技术出版社,2020.

[24] 王勇,张晓光,马清艳,等.呼吸内科基础与临床[M].北京:科学技术文献出版社,2021.

[25] 姜波.实用呼吸疾病诊断与治疗[M].哈尔滨:黑龙江科学技术出版社,2020.

[26] 赵娜.实用呼吸内科技术与临床[M].长春:吉林科学技术出版社,2020.

[27] 冯梅,吴颖.漫话呼吸科疾病[M].北京:人民卫生出版社,2021.

[28] 荣磊.呼吸科常见病诊断与防治[M].南昌:江西科学技术出版社,2020.

[29] 林卫涵.呼吸系统疾病诊治与重症监护[M].北京:科学技术文献出版社,2020.

[30] 任江.新编呼吸系统疾病诊断与治疗[M].长春:吉林科学技术出版社,2020.

[31] 刘海.呼吸内科临床诊治思维与实践[M].天津:天津科学技术出版社,2020.

[32] 何权瀛.呼吸内科诊疗常规[M].北京:中国医药科技出版社,2020.

[33] 屈庆会.现代呼吸病诊疗与重症监护[M].天津:天津科学技术出版社,2020.

[34] 门翔.呼吸内科常见病救治学[M].天津:天津科学技术出版社,2020.

[35] 牛莎,余嗣崇.布地奈德联合尼美舒利治疗急性上呼吸道感染的效果及对炎性指标影响[J].临床医学工程,2021,28(12):1665-1666.

[36] 夏风飞,孙振棣,王新安,等.两种肺动脉压测量方法在急性中高危肺栓塞介入治疗中的临床价值对比研究[J].介入放射学杂志,2021,30(7):657-661.

[37] 彭贵平,洪涛,梁敏,等.床旁心肺超声在心力衰竭合并肺水肿患者中的应用[J].中国现代医生,2021,59(22):136-139.

[38] 张鹏,李珍,许月丽,等.沐舒坦雾化吸入辅助治疗老年慢性支气管炎的效果及对其 T 淋巴细胞水平的影响[J].中国现代药物应用,2020,14(16):144-146.

[39] 肖海浩,汤春梅,张琳,等.有肺结核病史患者咯血的病因及临床分析[J].分子影像学杂志,2020,43(4):615-620.